- Diego Pagani -

I am the

APPLE

IO SONO LA MELA

Le incredibili virtù delle mele

ALIMENTAZIONE E BENESSERE

Edizione in italiano

ISBN-13: 978-1523954360

ISBN-10: 1523954361

Indice

Note legali

L'autore di questo testo non è un medico, anche se le informazioni riportate derivano da ricerche scientifiche mediche. Diego Pagani è un ricercatore autonomo e con questo libro non intende dispensare direttamente o indirettamente consigli medici. L'autore non può per legge prescrivere un regime alimentare come sistema di cura per eventuali malattie senza l'approvazione di un medico. Egli intende solo offrire informazioni sulla salute per aiutare il lettore a cooperare con il proprio medico nella comune ricerca del benessere. Nel caso in cui usiate queste informazioni impropriamente, l'editore e l'autore non si assumono alcuna responsabilità.

Ognuno è tenuto a valutare con buon senso e saggezza il percorso curativo e nutrizionale più appropriato.

Ogni lettore è libero di valutare tutte le informazioni necessarie contenute in questo testo per confrontare rischi e benefici dei diversi regimi dietetici disponibili.

Introduzione

Domanda: *"Come mai in tutto il mondo le persone sono sempre più malate? Qual'è la causa fondamentale?"*

Risposta: *"L'alimentazione".*

Sicuramente esistono anche altri motivi, come inquinamento, fattore genetico, mancanza di esercizio fisico e atteggiamenti mentali errati, ma ciò che veramente conta per una salute ottimale è l'alimentazione, analizziamo i fatti.

√ L'inquinamento è sicuramente un problema, lo sappiamo tutti, possiamo impegnarci per essere tutti più ecologici e va bene, ma forse non sapete che la maggior parte dell'inquinamento ambientale deriva dagli allevamenti.

Non sono solo direttamente gli animali d'allevamento intensivo ad inquinare creando gas e CO2, ma anche il loro scarti (sterco, urine e altro) che inquinano terreni, falde acquifere, fiumi, laghi e mari.

Per saperne di più sull'inquinamento:

http://lafruttacheparadiso.blogspot.com.es/p/raccolta-di-video-inerenti.html

Nel video intitolato: "Un documentario sulla sostenibilità ambientale e alimentare" troverete informazioni molto utili per comprendere bene il ruolo decisivo dell'allevamento degli animali riguardo l'inquinamento sia atmosferico che marino.

Quando le persone si nutrono di prodotti animali si rendono automaticamente complici dell'inquinamento ambientale globale.

C'è anche un'altra considerazione, il nostro organismo è capace di sopportare una certa percentuale di veleni, sia di origine alimentare, sia dal contatto con la pelle o anche dall'aria che respiriamo.

Se però, quando tramite un'alimentazione intossicante aumentiamo la quantità di veleni assunti, questi si sommano a quelli ambientali, quindi raggiungeremo prima il limite di sopportazione oltre il quale il nostro organismo non riesce a mantenersi in salute.
Il nostro sistema immunitario sarà costretto ad un enorme mole di lavoro che non potrà svolgere a lungo, la conseguenza di questo esagerato stress a livello immunitario sarà causa di ogni genere di malattia.

Per questo motivo, anche nel caso in cui un malanno si dovesse sviluppare per problemi legati a condizioni ambientali sfavorevoli, non va mai dimenticato che la scelta del cibo con cui ci nutriamo ha sempre e comunque un ruolo fondamentale.

Facciamo un semplice esempio: se il nostro massimo carico di sopportazione da "veleno" è pari ad un valore simbolico di 10 e l'inquinamento ci avvelena per 8, non dovremmo avere troppi problemi, poiché siamo ancora entro i limiti nei quali il nostro sistema immunitario è capace di difenderci.
Se però a questo noi aggiungiamo cibo che ci intossica, (come prodotti animali, latte, carne, pesce, farine bianche raffinate, zucchero, sale, alcolici, fumo, farmaci, ecc.) diciamo per un valore anche solamente di 5, bene avremmo superato la soglia di allerta di 10: 8+5= 13, un valore superiore al nostro massimo sopportabile.

Questo è solo un esempio per rendere l'idea, ma il vero problema è che solitamente con una dieta standard l'intossicazione proveniente dal cibo ha valori ben più alti, che vanno da 50 a 100, quindi valori che superano di molto la tossicità dell'inquinamento ambientale e alla quale poi si sommano.
Con una dieta sana che comprende solo cibi naturali, è possibile addirittura abbassare la tossicità dell'inquinamento stesso, poiché alimenti di origine vegetale, in particolare la frutta e sopratutto le mele, sono capaci di aiutare il nostro organismo ad eliminare scorie e tossine di qualsiasi provenienza.

Tornando all'esempio di prima: se l'inquinamento vale 10 e noi seguiamo una Dieta
Naturale possiamo ridurre il valore tossico
derivante dall'inquinamento ad esempio a 8.
Con un'alimentazione sana e fisiologica, il
nostro sistema immunitario subirà meno
stress, sarà più efficiente e noi avremo più
energia per mantenerci in salute.

√ Poco esercizio fisico.
Questo è un'altro problema, ma solitamente
è una caratteristica proprio di chi mangia
male.
Non a caso quando si adotta un'alimentazione il più possibile vicino a quella naturale
si ottiene anche un fisico più snello, che in-
voglia anche i più pigri a fare esercizio.
Quando si fa anche un minimo di attività
fisica si ottengono ulteriori vantaggi, infatti
un giusto e naturale movimento aiuta il nostro organismo a mantenersi "basico", com-
batte l'acidità e incrementa la muscolatura.
Oltre a innescare ulteriori fattori positivi che
agiscono sull'intero organismo.
Meglio si mangia e più attività fisica si avrà
voglia di fare!

√ Problemi psicologici o pensieri negativi
che possono in certi casi innescare lo sviluppo di alcune malattie.
Anche in questo caso un'alimentazione sana
e naturale può essere di grande aiuto.
È ormai dimostrato dalla scienza che il nostro intestino è strettamente collegato al

cervello tramite una comunicazione nei due sensi.

Quando mangiamo e siamo stressati, spesso subentra una cattiva digestione, con tutti i problemi fisici che ne derivano.

Al contrario se stomaco o intestino non sono in ordine, possiamo avvertire mal di testa, sonnolenza, ecc. Non solo, anche problemi degenerativi quali l'Alzheimer, problemi spastici o altre malattie mentali sono state recentemente collegate ad un certo tipo di alimentazione.

È stato dimostrato che ciò che mangiamo è capace anche di influire sui nostri pensieri.

√ Un altro fattore con cui spesso si giustifi cano le malattie è la genetica: l'ereditarietà. Anche in questo campo si è notato che in realtà più che di ereditarietà genetica, si tratta di ereditare le stesse abitudini alimentari.

Se mamma o papà soffrono di diabete è a causa di ciò che mangiano (che il cibo sia la causa del diabete di tipo 2 è dato per certo da tutta la scienza, ma recenti studi riportano che anche il diabete di tipo 1 è provocato dagli alimenti), se noi mangiamo come i nostri genitori (e di solito è così), è ovvio che potremmo incorrere negli stessi problemi di salute

Può anche darsi che alcune persone possono avere nei loro geni una particolare predisposizione per certe malattie, (per esempio al tumore al seno), così almeno sostengono alcuni scienziati (ma non tutti). Comunque è stato ben dimostrato che con una dieta VERAMENTE sana non si svilupperà mai nessun tipo di tumore, anche se si è geneticamente predisposti.

Facciamo un esempio: ci sono due donne una ha una predisposizione genetica per il cancro al seno e l'atra no.

Se entrambe mangiano male è facile che la donna che è predisposta geneticamente incorrerà più facilmente a sviluppare il tumore rispetto all'altra.

Quindi si dice che il tumore è di origine ge netica, ma non è esattamente così, o meglio lo è in parte: può diventarlo solo quando do si continua a nutrirsi con alimenti dannosi, quindi ingerendo veleno.

Se entrambe le donne del nostro esempio, invece, ricorrono ad una dieta naturale, nessuna delle due potrà mai sviluppare nessun tipo di tumore, sia che abbia una predisposizione genetica favorevole o meno.

Secondo il mio parere, genetica, inquinamento, inattività fisica e problemi mentali sono comunque legati all'alimentazione, per questo dico che il cibo è <u>assolutamente la causa numero 1 di tutte le malattie!</u>

A queste cause vanno aggiunti anche gli errori della medicina, gli effetti collaterali dei farmaci e le infezioni contratte in ambiente ospedaliero, che insieme creano le cause iatrogene: la terza causa di morte dopo cardiopatie e tumori, non dimentichiamolo!

I farmaci sono veleni, questo lo sanno tutti, quindi più ci ammaliamo a causa della nostra scelta alimentare sconsiderata, più siamo costretti a prendere farmaci i quali ci avvelenano ulteriormente, entriamo così in un circolo dal quale uscirne sarà sempre più complicato.

Il cibo ci mantiene in vita, ma se non è quello giusto può crearci svariati problemi che possono presentarsi sia in forma leggera, sia tramite gravi patologie arrivando addirittura ad ucciderci.

Molte persone si stanno "suicidando" più o meno inconsapevolmente proprio con la loro forchetta! Nel senso che tramite il movimento del braccio che tiene in mano la forchetta nella quale normalmente si infilza qualunque tipo di materia, definita non sempre giustamente "cibo", l'essere umano si sta letteralmente uccidendo.

Saper scegliere cosa mangiare è fondamentale per poter vivere una vita sana e felice. Ormai sono tantissimi gli studi scientifici che dimostrano lo stretto rapporto tra il cibo, la salute e la malattia.

É assodato che un'alimentazione a base di frutta e vegetali possibilmente crudi, rappresenti l'alternativa più valida per mantenerci veramente in salute e in forma per moltissimi anni.

Soltanto poche persone sono a conoscenza dei risultati di queste nuove scoperte.

I mass media sono controllati dai grandi gruppi finanziari a loro volta collegati alle case farmaceutiche e ai colossi alimentari, il tutto con l'appoggio politico.

Nessuno di questi poteri vuole che la massa sia informata riguardo i danni che il cibo provoca alla salute (medici compresi, anche loro fanno parte della massa).

Le multinazionali alimentari devono vender ci i loro prodotti, così possiamo ammalarci per far si che le case farmaceutiche possono venderci i loro farmaci, oppure possiamo essere "curati" dalla sanità pubblica che la politica è ben lieta di gestire.

Tutti guadagnano, e noi?

L'umanità si sta avvelenando giorno dopo giorno con il cibo che consuma, ma il fatto secondo me scioccante, è che neanche se ne accorge.

Le alternative per cambiare alimentazione sono tante, alcune più salutari di altre, ma tutte concordano su un punto fondamentale.

I sostenitori dei regimi alimentari rivolti ad ottenere un maggior benessere come le diete vegetariane, vegane, crudiste, fruttariane, ecc., (ma anche chi ancora continua a promuovere la dieta onnivora), concordano tutti nel ritenere la frutta l'alimento più sano in assoluto.

È anche vero che la frutta va assolutamente mangiata lontano o prima dei pasti, altrimenti poi crea fermentazione mischiandosi a tutti gli altri "cibi".

Ovviamente il problema non è la frutta ma tutto il resto, alcuni nutrizionisti pur di non far togliere ai loro "pazienti-clienti" la pasta, il pane, la carne, il latte, ecc, consigliano loro di evitare il consumo di frutta poiché troppo zuccherina e quindi potrebbe creare problemi fermentativi o addirittura causare il diabete.

Questo ovviamente è un concetto vecchio, infondato e assolutamente opposto a quelle che dovrebbero essere le direttive di ogni serio nutrizionista.

Non bisogna eliminare la frutta ma eventualmente tutto il resto.

Basta osservare gli ospedali strapieni di malati, per capire che forse le indicazioni ufficiali non sono poi così giuste.

Esistono tuttavia alcune rare patologie (provocate anch'esse da diete scellerate), nelle quali per svariati motivi, è sconsigliato il consumo di alcuni tipi di frutta o di verdura, ma anche in questi casi troviamo un'alimento che viene sempre reputato utile: la mela.

In questo libro non voglio approfondire l'argomento in merito agli alimenti intossicanti, poiché l'ho già trattato in modo chiaro ed esaustivo nel libro *La Frutta che Paradiso*.

Per chi ancora non lo avesse letto consiglio vivamente di farlo, se vuole capire bene il rapporto tra cibo e malattie.

Per visitare il mio sito:
www.lafruttacheparadiso.com

Tutti i nutrizionisti del mondo consigliano di mangiare mele.
Non può essere un caso, non può neanche trattarsi di una campagna pubblicitaria pa gata dai venditori e coltivatori di mele: questi sono troppo piccoli e frantumati, non hanno capacità economiche così ingenti da poter creare e diffondere una campagna pubblicitaria mondiale a favore della mela.

Ho deciso quindi di scrivere un libro dedica to proprio all'alimento più adatto alla fisiologia umana, il più sano e il più consigliato da tutti anche in ambito scientifico: la mela.
Però questa volta non sarò io a illustrare tutti i Benefici e le caratteristiche di questo alimento, lascerò "parlare" direttamente la mela!

Prima vi riporto l'elenco dove ho ordinato in base alla tossicità le categorie degli alimenti, dal più tossico al più sano. A parte le droghe, gli alcolici, il fumo e tutti i prodotti considerati junk-food, confezionati e preparati industrialmente che sono in assoluto i più tossici, troviamo:

(dal più tossico)   carne
                                pesce
                                uova
                                derivati del latte
                                latte
                                miele
                                legumi
                                cereali
                                semi oleosi
                                semi germinati
                                funghi
                                germogli
                                radici
                                fusti
                                foglie
                                fiori
                                frutta acida
                                frutta essiccata dolce
                                frutta essiccata ortaggio
                                frutta ortaggio
                                frutta grassa
                                frutta dolce
(al più sano)   mela
                                (verde, gialla, rossa)

La parola alla MELA

Ciao a tutti, mi presento: sono una mela, una delle tante e sono qui per illustrarti tutte le mie virtù. Forse sono un po' vanitosa, così tonda e perfetta, ma sai, tutti dicono che sono buona, bella e faccio tanto bene.

Ho accettato molto volentieri di esporre in questo libro le mie incredibili virtù, ma ti avverto che ti darò del Tu, non per maleducazione, ma perché mi sento molto vicina a tutti coloro che mi apprezzano, quindi vi considero tutti dei cari amici. Vuoi sapere come mi chiamano i tuoi simili? Mi hanno dato un nome che mi piace: Stark, mi sento quasi una Star!

"Una mela al giorno leva il medico di torno".

La frase originale, era: *"Mangiare una mela prima di andare a letto, impedirà al dottore di guadagnarsi il pane."* Nel diciannovesimo secolo e all'inizio del ventesimo, la frase si è evoluta così: *"Una mela al giorno, nessun medico da pagare".* Poi nel 1922 divenne: *"Una mela al giorno leva il medico di torno".* Questo vecchio modo di dire non è mai stato così attuale come in questi tempi. I medici, ancora oggi, portano con sé una serie di test, farmaci e interventi che provocano effetti collaterali negativi che spesso superano i benefici presunti.

Noi mele siamo anche una soluzione molto più economica rispetto alle cure mediche, siamo efficienti, valide, facili da mangiare e sopratutto non provochiamo effetti collaterali.

Siamo uno dei pochi frutti che si possono acquistare in qualsiasi momento dell'anno, anche se l'autunno è il mese perfetto per assaporare il nostro gusto delizioso e la nostra croccantezza.

Potresti anche prendere questo aforisma di apertura soltanto come una fantasia popolare, la realtà è che le proprietà medicinali e terapeutiche di noi mele sono ben documentate proprio dalla letteratura scientifica e biomedica fatta dai vostri ricercatori.

Ci sono molti vantaggi per la tua salute nel mangiare mele, ma non sono abbastanza pubblicizzati. Quando si sentono alcuni esperti in materia di salute parlare dei frutti migliori che si dovrebbero consumare, raramente mi sento presa in causa.

È comune sentire elogiare le arance per la vitamina C, le banane per il potassio e l'uva per le sue elevate quantità di resveratrolo, i mirtilli, le bacche di goji, ecc..

Non voglio parlare male degli altri frutti, poiché sono tutti ottimi per la tua salute, anche se sulle arance e la frutta acida in generale non ho una grande opinione, ma questo non è il libro adatto per trattare questo tema. Qui parlerò soltanto di me.

Forse non lo sai ma nel 2010, i vostri scienziati hanno decodificato il genoma completo di noi mele, questo ha portato ad un aumento della ricerca e la comprensione del perché siamo così benefiche per la vostra salute.

Le virtù delle mele non hanno bisogno di pubblicità

Probabilmente, almeno una volta nella vita, avrai sentito dire che la frutta e in particolare le mele "fanno bene". È vero, devi solo ricordartelo più spesso.
Indipendentemente dalla tua dieta attuale, io posso portarti enormi vantaggi.
Se la tua alimentazione è fortemente tossica, quindi a base di cibi spazzatura, cibi confezionati o precotti, pranzi e cene consumati nei fast food, bibite zuccherate o alcoliche, caffè, latte, formaggi, carne, uova, pesce, farine raffinate, ecc., probabilmente una mela al giorno non riuscirà ad evitarti eventuali malanni, però sarà comunque un grosso aiuto per il tuo organismo, le mie proprietà organolettiche ti aiuteranno ad eliminare le tossine introdotte tramite tutti gli altri "alimenti".

Con tre o quattro mele al giorno potresti ottenere notevoli vantaggi in termine di salute complessiva; non soltanto grazie agli aspetti benèfici offerti dalle migliaia di sostanze che possiedo, ma anche perché con quattro mele al giorno, probabilmente, assumerai una quantità minore di altri cibi. Otterresti anche un'effetto dimagrante senza tuttavia modificare troppo la tua dieta.

Sei vegetariano, vegano o crudista? Bene, sappi che un apporto di almeno 4-5 mele al giorno ti aiuterà a rimanere ancora più in forma.

Sei fruttariano? Dovresti sapere che sono io il frutto numero uno, quindi non snobbarmi, ricordati che sono stata creata proprio per te.

Non è necessario mangiare solo mele per godere di ottima salute, l'importante è aumentarne il consumo, qualunque sia il tuo regime alimentare attuale.

Mangiarmi non può certo farti male, non esiste persona al mondo che abbia avuto problemi legati al consumo di mele, se quando mi mangi senti dei fastidi, significa solamente che il tuo organismo è molto intossicato e che il tuo intestino è messo male.

Una sensazione di gonfiore dopo avermi mangiato è soltanto un segnale: il tuo corpo ti sta avvisando che il tuo stato di salute non è ottimale.

Non preoccuparti, sei sempre in tempo per migliorare la tua alimentazione, nel frattempo non fare l'errore di evitare il consumo di mele. Modifica la tua attuale dieta verso una a base di vegetali il più possibile crudi e poi riprova a mangiarmi, vedrai che con un'organismo ripulito non accuserai più nessun disturbo, ne con le mele, ne con altri tipi di frutti.

Solamente Biancaneve ha avuto dei problemi seri mangiando una mela, ma questa è un'altra storia.

I Benefici per la salute pubblica sarebbero enormi anche in termine di costi se vuoi umani aumentaste il consumo di frutta (me compresa) e verdura.

Se la maggioranza delle persone fosse più attenta a quello che mangia, le malattie si ridurrebbero a rarissime eccezioni, la gente si sentirebbe meglio, avrebbe più energia e anche più lucidità mentale.

Qualsiasi vegano, crudista o fruttariano è testimone dell'enorme differenza in termini di energia, vitalità e salute rispetto a chi ancora adotta una dieta onnivora o anche vegetariana che includa latticini, formaggi, uova e pasta raffinata.

Bisogna però fare attenzione a regimi alimentari vegetariani, vegani o crudisti sbilanciati. Qualcuno pur seguendo diete sane continua a fare errori, tra cui troppi cereali, farinacei, abuso di seitan e tofu, bibite, ecc. questi sono alimenti non perfetti che pur essendo migliori di quelli di origine animale presentano ancora molti inconvenienti.

L'errore più grave di chi segue queste diete è spesso quello di concentrarsi su surrogati confezionati della carne, dimenticandosi che l'aspetto più importante di una dieta a base di vegetali è il consumo di frutta fresca.

Un'alimentazione vegetariana o vegana dovrebbe includere un'altissima percentuale di verdura, ortaggi e soprattutto frutta fresca, relegando a poche eccezioni tutto il resto e non fare il contrario come spesso vedo. Lo stesso vale anche per i crudisti che esagerano con semi e noci, questo può portare a problemi a causa di troppi grassi e la scarsità di frutta fresca. Quindi pur appoggiando ovviamente tutte le diete a base di vegetali, ricordo a tutti che per una buona salute dovreste consumare verdura e ortaggi crudi, specialmente la frutta e senza dimenticare noi mele.

Mangiare una o due mele a colazione come prima cosa è un'abitudine che da risultati eccellenti.

Tutti dovrebbero provare, intanto si eviterebbe la solita colazione, che normalmente prevede "cibi" molto intossicanti ai quali poi si aggiunge caffè, latte, tè, ecc. Tutti alimenti altamente tossici, infiammanti e non adatti alla vostra fisiologia che è assolutamente fruttivora.

Passare da una colazione tradizionale ad una che prevede solo il consumo di mele ha una potenza depurativa incredibile, inoltre superati i primi giorni in cui il tuo organismo si adatterà, avvertirai un'energia sia fisica, sia mentale mai sperimentata in precedenza. Lo posso assicurare perché chiunque abbia provato per almeno una o due settimane a fare colazione con solo mele, riscontra questi incredibili risultati.

Il tuo primo pasto della giornata fallo con me.

Il mio consiglio è proprio quello di iniziare la giornata con una-tre mele, meglio le rosse come me! (più avanti ti spiegherò perché le rosse sono le migliori.)

Studenti, operai, muratori, sportivi, insegnanti, avvocati, medici, musicisti, ecc., insomma qualsiasi lavoro tuo svolga, con questo facile e semplice consiglio la tua energia e concentrazione sara al top!

Prima di iniziare ad esporti tutti i miei benefici vediamo velocemente le mie maggiori caratteristiche nutrizionali "ufficiali".

Semplice ma funzionale

Sapevi che sono la terza in classifica tra i frutti più consumati al mondo?

1 Pomodori:	60 milioni di tonnellate
2 Banane:	44 milioni di tonnellate
3 Mele:	36 milioni di tonnellate

Probabilmente se tutti leggessero questo libro passerei al primo posto

A parte gli scherzi, torniamo alle mie caratteristiche nutrizionali, tra i meno conosciuti
troviamo i potenti antiossidanti che "lavorando" in sinergia alle altre innumerevoli
sostanze benefiche presenti nelle mele, ne
amplificano i vantaggi.
Non è mai un singolo elemento, pur potente
che sia, a dare i maggiori risultati, ma è
proprio la sinergia tra i vari fattori nutrizionali presenti nei vegetali. É difficile se non
impossibile per l'uomo migliorare la perfe-
zione della natura.
È inutile estrapolare dalle mele solo alcune
sostanze ritenute benefiche pensando che
possano offrire ancora gli stessi effetti salutari.
Devi mangiarmi così come sono: intera, a
morsi e con la buccia. Soltanto in questo
modo potrai godere di tutti gli enormi vantaggi che posso offrirti.

Inizialmente per cercare di consumare più
mele puoi ricorrere alle presse meccaniche
o agli estrattori. In qualsiasi caso è però necessario mangiare almeno tre mele integre
ogni giorno, questo perché le mie fibre sono
utilissime per il tuo organismo.

Caratteristiche nutrizionali

Sono un frutto dal sapore particolarmente gradevole, oltre ad avere un forte valore simbolico, godo anche di grande fama.
Appartengo alla famiglia delle Rosacee (*ma lus communis melo*), il mio albero, che può raggiungere gli 8 metri d'altezza è il melo, le foglie sono semplici, hanno i margini seghettati e i fiori si presentano con petali bianchi, leggermente sfumati verso il rosa.

Sono molto popolare in Europa, gli europei consumano circa 20 kg all'anno (pro capite), pari ad una media di una mela e mezza al giorno. Negli Stati Uniti, invece se ne consumano solo 9 kg l'anno, pari ad una mela ogni quattro giorni. Sono sicuramente il frutto più diffuso in Italia, dove sono sempre considerata sinonimo di salute e benessere.

Gli specialisti mi consigliano anche alle persone anziane perché sono facilmente digeribile e contrariamente agli altri frutti, io posso essere consumata anche a fine pasto.
I nutrizionisti rilevano che in ogni 100 grammi di mele sono mediamente contenuti circa: 85 grammi d'acqua, 0,2 grammi di proteine, 0,1 grammi di grassi, 11 grammi di zuccheri di diverso tipo, tra cui fruttosio, glucosio e saccarosio, 2 grammi di fibre, un totale di circa 45-50 calorie e circa 4 gram-

mi di sali minerali tra cui potassio, zolfo, fosforo, calcio, magnesio, sodio, ferro, oltre a tracce di rame, iodio, zinco manganese, e silicio. Sono ricca anche di vitamine: C, PP, B1, B2, A, B, E e K, e ovviamente contengo l'acido malico (circa 0,6-1,3 grammi).

Sia nella polpa che nella buccia sono inoltre presenti eteri, tannini, aldeidi e un elevato numero di terpeni che rende infinitamente vario il mio profumo e sapore.

I valori elencati possono variare a seconda del grado di maturazione e della qualità.

Vitamina A:
La vitamina A mantiene la pelle, le mucose e gli occhi idratati e sani. Ha anche proprietà antiossidanti e aiuta a vederci meglio al buio. Inoltre, mantiene sane le retine e aiuta anche il sistema immunitario.

Una carenza di vitamina A può provocare acne, pelle secca, ulcere, forfora, occhi irritati e prurito.

Vitamina B:
Le mele contengono principalmente vitamina B1 (tiamina), vitamina B2 (riboflavina), vitamina B3 (niacina), così come le vitamine B5, B6 e B9.

Queste vitamine sono necessarie per la conversione dei carboidrati in energia, il corretto funzionamento del cuore e dei nervi, la crescita, la produzione di globuli rossi e la formazione di ormoni e anticorpi. La carenza di vitamina B può causare debolezza, stanchezza, vertigini, confusione, nausea e depressione. (Anche la B12 è presente in piccole dosi sulla mia buccia).

Vitamina E:
La vitamina E è responsabile del mantenimento della struttura cellulare proteggendo le membrane cellulari, è anche un antiossidante, è importante nella formazione dei globuli rossi e permette l'utilizzo della vitamina K. Inoltre, protegge le pareti delle arterie e previene l'ossidazione delle lipoproteine a bassa densità, che possono portare all'occlusione delle arterie.

Vitamina K:
Vitamina K regola i livelli di calcio nel sangue ed è estremamente importante per la coagulazione del sangue in caso di ferite, inoltre, aiuta a costruire e mantenere le ossa forti e sane.
Carenze di vitamina K possono portare ad un eccessivo sanguinamento in caso di ferite, aumento dei lividi e può anche rendere le ossa più suscettibili a fratture.

Potassio:
Il potassio è necessario per la crescita, il corretto funzionamento del cuore e per le contrazioni muscolari. Carenze di potassio possono portare a crampi, spasmi, problemi ai reni e polmoni, debolezza, insonnia e può

anche provocare un irregolare battito cardiaco.

Fosforo e Manganese:
Il fosforo si combina con il calcio per forma
re fosfato di calcio, che è necessario per
mantenere forti e sani ossa e denti. Carenze
di fosforo sono rare ma possono causare
fragilità ossea e irrigidimento delle articolazioni.

Il manganese è un minerale molto importante in quanto è coinvolto nelle reazioni
enzimatiche, è necessario anche per assorbire il calcio, regolare i livelli di zucchero nel
sangue permettendo al cervello e nervi di
funzionare correttamente, infine è utile anche per la formazione di tessuto connettivo.

La mela e le malattie, come posso aiutarvi?

L'evidenza scientifica indica che una dieta
ricca di frutta e vegetali può decrescere il
rischio di incorrere in malattie croniche
come problemi cardiovascolari e tumori.
Grazie sopratutto agli antiossidanti che in-
cludono polifenoli, flavonoidi e carotenoidi.
Molti studi epidemiologici collegano questi
elementi con una decisa riduzione di rischio
di cancro, di problemi cardiovascolari, di
asma e di diabete (solo per citare i più importanti).
Studi e ricerche scientifiche recenti hanno
dimostrato che i potenti antiossidanti che

possiedo, sono capaci di inibire le cellule cancerose, di diminuire l'ossidazione lipidica e di abbassare il livello di colesterolo "cattivo".

Gli antiossidanti

Nonostante gli studi effettuati in tutto il mondo in questi ultimi 50 anni, gli scienziati hanno ancora molto da scoprire su di me, ma tra i vari composti chimici analizzati, i ricercatori indicano proprio gli antiossidanti come i più importanti per la vostra salute.
Se i radicali liberi non sono inattivati le loro reazioni chimiche possono danneggiare tutti i tipi di cellule e le macromolecole, incluse le proteine, i carboidrati, i lipidi e anche il DNA.
Gli scienziati hanno stimato che ogni singolo giorno ci sono circa 10.000 "attacchi" ossidativi che danneggiano il DNA in ogni singola cellula umana. Tutti i giorni.
Fortunatamente per evitarne i danni ossidativi, all'interno del vostro corpo si attivano numerose reazioni chimiche, incluso un si stema enzimatico che comprende Glutatione (L-Glutatione), perossidi e altri ancora.

Però voi umani potete aiutare il vostro organismo a lavorare meglio, adottando una seconda linea di difesa: dovete includere nella dieta cibi ricchi di antiossidanti, come me!

Questo perché la combinazione di fattori antiossidanti endogeni (interni al tuo organismo) sommati ad una dieta povera di antiossidanti (e ricca di tossine), compromette la funzionalità del tuo sistema di difesa, il che può portare a stress ossidativo.

Lo stress ossidativo è legato allo sviluppo di molte malattie degenerative, incluso: tumore, problemi cardiaci, degenerazione neurologica come Alzheimer e Parkinson, infarti e molto altro.

Il DNA danneggiato dallo stress ossidativo può innescare una mutazione singola o doppia, mutazioni di base, rotture del singolo e doppio filamento, reticolazione, rottura cromosomica e modifica del DNA stesso.

Gli scienziati sostengono che questo tipo di danno provochi l'induzione di tumori. È forse meglio prevenire o limitare questa spiacevole situazione attraverso gli antiossidanti che trovi in frutta e verdura (e specialmente nelle mele).

Vediamo la mia capacità antiossidante ri spetto ad alcuni frutti più consumati, usando la tecnica chiamata ORAC (oxygen radical absorbance capacity) Capacità dell'ossigeno di assorbire i radicali.

Questa tecnica ORAC è preferita ad altre per la sua rilevanza biologica: è infatti la più indicata per rilevare l'efficenza antiossidante dal vivo, non a caso questo metodo è usato dal Dipartimento dell'agricoltura degli USA.

√ *Mele =*   *valore ORAC 5.000*
√ *Pere =*   *valore ORAC 2.900*
√ *Avocado =*   *valore ORAC 1.900*
√ *Arance =*   *valore ORAC 1.800*
√ *Mandarino =*   *valore ORAC 1.600*
√ *Uva =*   *valore ORAC 1.100*
√ *Banane =*   *valore ORAC   900*
√ *Meloni =*   *valore ORAC   250*
√ *Anguria =*   *valore ORAC   200*

Risulta evidente che io sono una potente risorsa di antiossidanti.
É un fatto ben conosciuto: possiedo 5 volte più capacità antiossidante della banana e il doppio di un'arancia, non per vantarmi.

Cosa sono i fitochimici?

I fitochimici sono sostanze che si trovano nei cibi vegetali e hanno effetti salutari sopratutto combinati con le vitamine, i minerali e altri nutrienti. Migliaia di fitochimici sono stati isolati e catalogati da piante, frutta e tutti i vegetali.

I principali fitochimici inclusi nelle mele sono:

Polifenoli
Flavonoidi
Fenolici
Carotenoidi
Alcaloidi
Composti azotati

Siamo particolarmente ricche di Flavonodi.

Quercetina, catechine, epicatechina, acido cumarico,
acido clorogenico, acido gallico e floridina sono alcuni dei più studiati antiossidanti contenuti nella mela.
Molti si trovano nella buccia: procianidine, catechine, acido clorogenico, epicatechina, floridina, quercetina.
La mia polpa invece contiene: catechine, procianidine, epicatechina, floridina, ma questi sono in minor concentrazione rispetto a quelli presenti nella buccia.

Cosa posso fare io, per combattere il cancro nell'essere umano?

Come sottolineano anche l'Agenzia di Ricerca Sul cancro di Lione e gli stessi Annals of

Oncology, io sono addirittura il più potente alimento anti-cancro che si conosca al mondo, a tal punto che è stato denominato dagli stessi scienziati ricercatori in oncologia il fenomenale "effetto mela". E' stato ben dimostrato che lo sviluppo delle cellule tumorali in coltura viene ridotto immediatamente di oltre il 60% aggiungendo della mela con la buccia, senza la buccia l'effetto è decisamente minore, inoltre la percentuale di riduzione tumorale continua a salire con il tempo.

Noi mele siamo tra i pochi frutti specificamente identificati dalle numerose ricerche effettuate sulla popolazione, in grado di ridurre il rischio di cancro e tumore.
Un'analisi del Nurses'Health Study e del Health Professionals, che ha visto partecipare circa 77.000 donne e 47.000 uomini, ha rivelato che le donne che consumano almeno una mela al giorno hanno ridotto significativamente il rischio di incorrere nel tumore.
Un'altro studio svoltosi alle Hawaii, ha trovato una riduzione dell'incidenza di cancro sia su uomini che su donne che mangiavano parecchie mele. Infatti, io posso ridurre il rischio di tumore fino al 40-50%, mentre non sono stati trovati dagli scienziati collegamenti su un minor rischio tumorale attribuibili al consumo di vino, al tè verde o nero.

Uno dei motivi di tale riscontro è dovuto al fatto che io contengo un'alta percentuale di quercetina.

In Finlandia un'altro studio, su 10.000 uomini e donne durato 24 anni, ha rivelato un'inattesa associazione tra i flavonoidi e lo sviluppo di tumore. Le mele sono state l'unico specifico alimento dove si è potuto scientificamente dimostrare una riduzione di cancro. Io sono la maggior risorsa di flavonoidi per la popolazione finlandese e non solo.

Questa ricerca ha concluso che i flavonoidi derivanti dalle mele sono i maggior responsabili per la prevenzione e cura del cancro, più precisamente la neoplasia di origine epiteliale.

È emerso che le catechine nelle mele, con frontati con quelli del tè hanno una maggior biodisponibilità, quindi anche se consumate in quantità minore rispetto al tè, le catechine derivanti dalle mele sono molto più potenti e "curative".

Per approfondire la relazione tra il consumo di mele e la riduzione di cancro ti propongo altri studi condotti anche in europa.

Sono stati analizzati migliaia di individui per oltre 11 anni tra il 1991 e il 2002.

I ricercatori hanno comparato persone col pite da tumore con persone sane, si è scoperto che chi mangiava almeno una mela al giorno aveva un'incidenza di cancro molto più bassa sopratutto per il tumore alla gola, all'esofago, alla laringe, al seno, alle ovaie, alla prostata e al colon. Anche in associazione al consumo di altri tipi di frutta o ortaggi, i vantaggi offerti dal consumo di mele (riguardo la minor incidenza di casi di cancro) non è cambiata, anzi si è riscontrato un maggior beneficio in alcuni tipi di tumore.

Ancora una volta, il problema della biodisponibilità dei fitochimici è stato identificato come potenzialmente decisivo: i ricercatori hanno osservato che noi mele possediamo il livello massimo di composti fenolici liberi. Gli scienziati di questa ricerca hanno confermato la relazione tra l'alto consumo di mele e il basso tasso di tumore.

Nel 2007, altri ricercatori hanno scoperto una dozzina di composti nella buccia delle mele che inibiscono o uccidono le cellule tumorali in studi effettuati in laboratorio.

Questo può aiutare a spiegare l'attività antitumorale delle mele intere e getta nuova luce sulle ricerche che collegano le mele a una riduzione del rischio per alcuni tipi di cancro.

Il cancro al seno: una serie di studi presso la Cornell University hanno valutato gli effetti diretti delle mele sulla prevenzione del cancro al seno. Più mele si consumano, maggiore è la riduzione dell'incidenza o numero di tumori. Il consumo di mele testato era equivalente da due a sei mele al giorno per 24 settimane.

Cancro al pancreas: la quercetina, un flavo-
noide che si trova naturalmente nelle mele,
è stato identificato come uno dei flavonoidi
più utile nel prevenire e ridurre il rischio di
cancro al pancreas. Anche i fumatori che
hanno consumato alimenti ricchi di flavonoidi avevano, pur se in modo meno accen-
tuato, una significativa riduzione del rischio
di incorrere nel tumore pancreatico.

Cancro al colon e al fegato: un gruppo di
ricerca della Cornell University ha identificato un pool di sostanze fitochimiche che sono
più abbondanti nella mia buccia e sembrano
uccidere o inibire la crescita di almeno tre
diversi tipi di cellule tumorali umane:
del colon, della mammella e del fegato.

Cancro alla prostata: i ricercatori del Roche-
ster, Minnesota, hanno notato che la quercetina, un nutriente a base vegetale trovato
più abbondantemente nelle mele, può fornire un nuovo metodo per prevenire o curare
il cancro alla prostata. Questi scienziati, in
uno studio in vitro, hanno scoperto che la
quercetina inibisce o impedisce la crescita di
cellule tumorali della prostata, bloccando
l'attività degli ormoni androgeni. Studi precedenti avevano collegato ormoni androgeni
alla crescita del cancro alla prostata.

Cancro all'intestino: mangiare solo una
mela al giorno potrebbe ridurre drastica
mente il rischio di tumore del colon-retto

per più di un terzo degli esaminati. In Polonia, alcuni ricercatori hanno studiato lo stile alimentare di 592 persone con tumore del colon-retto e 700 individui sani. Le persone senza cancro avevano la tendenza a mangiare più mele rispetto a quelle malate, inoltre si è notato che più mele al giorno si consumava e meno probabile era sviluppare il cancro al colon retto. Hanno scoperto che l'effetto anti-cancro è stato riscontrato anche quando un individuo ha un basso consumo totale di frutta e verdura, ma un alto apporto di mele. L'effetto protettivo osservato può derivare dal ricco contenuto di flavonoidi e altri polifenoli, che possono inibire l'insorgenza del cancro e la proliferazione cellulare. Inoltre, noi mele siamo una buona fonte di fibre e una dieta ricca di fibre è riconosciuta come un riduttore di rischio per il cancro del colon-retto.

Malattie cardiovascolari

È stato associato al consumo di mele anche un rischio ridotto di malattie cardiovascolari. Il Women's Health Study ha esaminato circa 40.000 donne per oltre 6 anni e ha trovato che le donne che mangiavano mele presentavano una percentuale ridotta dal 13 al 22% di problemi cardiovascolari.

Il consumo di mele è stato così associato alla riduzione del rischio di malattie cardio vascolari ed infarti.

Ricercatori di un'altro studio hanno esaminato la correlazione tra i flavonoidi contenuti nelle mele e la mortalità dovuta a problemi cardiaci trovando che il consumo di mele era inversamente associato con la morte legata a tale patologia, specialmente tra le donne. Da questo studio è emerso che uno dei componenti più importanti per i problemi cerebrovascolari è la quercetina presente nella mela.

Coloro che mangiano molte mele hanno un minor rischio di trombosi e infarto, rispetto anche a chi mangia solo una mela al giorno.

Siamo state anche associate alla riduzione di casi di morte per problemi coronarici nelle donne dopo la menopausa. Uno studio ha preso in esame oltre 35.000 donne in Iowa USA. L'assunzione di catechine e epicatechina entrambi costituenti la mela, si sono dimostrati molto importanti per prevenire infarti e decessi causati da problemi cardio vascolari.

Flavonoidi e rischio di infarti: una relazione esaminata durante lo Zutphen Elderly riporta che l'assunzione di flavonoidi è stata fortemente correlata con una minore mortalità provocata da malattie cardiache negli uomini anziani e anche correlata con una minor incidenza di infarto miocardico.

Uno studio su più di 34.000 donne ha mostrato che le mele ricche di flavonoidi sono uno dei tre alimenti (insieme all'uva rossa e le pere) che riducono il rischio di mortalità sia per la malattia coronarica (CHD) che per le malattie cardiovascolari (CVD) tra le donne in menopausa. I risultati sono stati pubblicati nel marzo 2007 sull'American Journal of Clinical Nutrition.

Le donne selezionate per questa analisi erano in post-menopausa e ognuna delle quali è stata monitorata per quasi 20 anni.

Le malattie cardiovascolari sono la principale causa di morte in Australia rappresentando il 36 per cento di tutti i decessi. Questa patologia imputabile alla scorretta alimentazione, uccide un australiano ogni dieci minuti.

Gli scienziati hanno capito che basta mangiare abbastanza mele per avere una riduzione del rischio di malattie cardiovascolari fino al 22%.

Le malattie cardiovascolari sono la causa numero uno di morte non solo in Australia ma in tutto il mondo.

Infarti e ictus

L'ennesimo studio sui miei poteri prodigiosi è stato promosso dagli scienziati dell'Università di Oxford, i quali hanno dichiarato che tra infarti e ictus si potrebbero evitare ben 8.500 morti all'anno soltanto grazie al consumo di mele, a detta loro un "frutto magico". La novità non sta nel sostenere che le mele facciano bene, ma nel fatto che qualcuno si sia messo a contarne gli effetti benèfici in termini di decessi evitati. In merito alla salute cardiovascolare sono state valutate le differenze tra una dieta che contenga almeno una mela al giorno oppure l'assunzione di farmaci.

I vantaggi delle mele sarebbero infatti quasi comparabili a quelli forniti dalla statina, in grado di salvare 9.400 persone annualmente da ictus e infarti. Logico poi che nel caso di over cinquantenni il mantra "una mela al giorno..." avrebbe ancora più ragioni di esistere, considerato l'aumento del rischio di malattie cardiovascolari con l'età.

In verità non è l'età che aumenta il rischio di malattie, ma il maggior numero di sostanze tossiche che con gli anni introducete nel vostro organismo e con il tempo queste si sommano creando sempre più danni e malattie.

Gli scienziati per realizzare questa ricerca hanno utilizzato dei modelli matematici e considerato una vasta mole di dati da precedenti studi. Successivamente nell'analisi sono partiti dall'ipotesi che almeno sette volontari su dieci rispettassero il suggerimento del proverbio (una mela al giorno...) e hanno poi paragonato l'impatto dei farmaci con quello della frutta e in particolare di noi mele.

Adam Briggs, a capo della British Heart Foundation Health Promotion Research Group della Oxford University, spiega le tante e trasversali implicazioni del proprio studio, evidenziando anche che dalle statistiche emerge purtroppo che solo un terzo della popolazione britannica ascolta i buoni consigli a proposito delle porzioni raccomandate di frutta. Se l'opinione pubblica si sensibilizzasse sui poteri equivalenti dell'approccio nutrizionale rispetto a quello farmaceutico, forse la dieta "apple-friendly" potrebbe finalmente avere una diffusione significativa.

Gli effetti proverbiali delle mele sulla salute sono noti da tempo: abbiamo proprietà antiossidanti e favoriamo la motilità intestinale, combattiamo l'invecchiamento della pelle e soprattutto siamo amiche della salute cardiovascolare, contribuendo grazie ai flavonoidi a tenere sotto controllo il colesterolo LDL, responsabile di malattie cardiovascolari e a innalzare i livelli di quello HDL, che ha invece proprietà protettive.

Il messaggio dello studio britannico va oltre il proverbio sulle mele e vuole sottolineare come una dieta ricca di verdure e frutta fresca abbia poteri che non hanno nulla da invidiare alla funzionalità dei farmaci e che anzi, in presenza di un regime dietetico corretto, li renderebbero inutili o comunque superflui. Inoltre gli scienziati hanno ribadito che io, diversamente dalla statina, non ho alcun effetto collaterale.

Asma e malattie polmonari

In Australia, l'asma è ora riconosciuta come una priorità sanitaria nazionale, il consumo di mele è stato costantemente collegato alla protezione contro l'asma in un vario numero di studi tra cui un'indagine australiana pubblicata sull'American Journal of Clinical Nutrition nel 2003: le mele intere, integre e con la buccia sono state classificate come il miglior cibo per combattere l'asma, l'asma corrente e l'iper reattività bronchiale, mentre frutta e verdura in generale hanno effetti protettivi meno evidenti.

La connessione tra il consumo di mele e la riduzione dell'asma scoperta nello studio australiano, conferma le stesse conclusioni emerse da un'altra ricerca simile condotta in Inghilterra.
Nello studio britannico frutta e verdura sono state relazionate con una riduzione di fenomeni asmatici ma io sono risultata in assoluto la più efficace, anche in questo caso.
I ricercatori hanno notato che mangiando anche solo due mele alla settimana si può riscontrare un certo miglioramento nei casi di asma.

Un altro studio sul rapporto tra me e l'asma è stato svolto in Finlandia, con gli stessi identici risultati.

Il consumo di noi mele da parte di voi esseri umani è stato anche correlato ad un miglior funzionamento dei polmoni da ulteriori studi condotti in Europa.

Secondo alcuni ricercatori tedeschi sono anche capace di ridurre la broncopneumopatia cronica ostruttiva. Mica male! Addirittura hanno misurato l'aria che resta nei polmoni dopo un'espirazione forzata e hanno notato che mangiando frutta in generale c'è un certo aumento di capacità polmonare, che però diventa maggiormente evidente incrementando il numero di mele assunte giornalmente.

Anche i fumatori traggono vantaggio a livello di respirazione polmonare mangiando mele, così è emerso dalla medesima ricerca teutonica.

Il consumo di mele è risultato positivamente correlato con la funzione polmonare anche dopo aver tenuto conto di possibili fattori di confusione, come: il fumo, l'indice di massa corporea, la classe sociale e l'esercizio fisico. I partecipanti che hanno consumato cinque o più mele a settimana hanno significativamente aumentato il loro potere respiratorio rispetto a coloro che non ne hanno fatto consumo.

Le mele nella dieta materna durante la gravidanza e l'asma nei bambini.

La possibilità per me di aiutare a prevenire l'asma è stata recentemente ampliata considerando anche la dieta materna. La nuova ricerca suggerisce che le madri che mangiano mele durante la gravidanza possono evitare ai loro bambini di sviluppare l'asma quando saranno più grandi.

Lo studio, che ha seguito l'alimentazione di più di 1200 donne in gravidanza, ha esaminato gli effetti della dieta materna sullo sviluppo delle vie aeree nei loro bambini fino all'età di 5 anni. I ricercatori hanno concluso che i figli di madri che hanno mangiato mele avevano un rischio significativamente ridotto di asma e relativi sintomi come la dispnea (respirazione alterata per ritmo o frequenza).

I ricercatori hanno affermato che ci sono correlazioni benefiche tra l'assunzione di mele durante la gravidanza e sintomi di asma nei bambini fino all'età di cinque anni.

Anche se il vero motivo non è ancora del tutto chiaro, i benefici protettivi delle mele sembrano essere dovuti al contenuto di flavonoidi, che hanno effetti positivi sul sistema immunitario, delle vie aeree e dello sviluppo.

Diabete e perdita di peso

Una mela al giorno è questo basta per ridurre del 28% il rischio di diabete di tipo 2, rispetto a coloro che non consumano mele. Questa affermazione arriva dai ricercatori di uno studio effettuato su più di 38.000 donne pubblicato sulla rivista della American College of Nutrition.

Lo studio finlandese discusso in precedenza su 10.000 persone, ha anche considerato che l'assunzione di mele ha un impatto positivo sulla riduzione del rischio di diabete tipo due. La maggiore assunzione di quercetina, una componente importante che trovi nella mia buccia, è stato anche associato ad una diminuzione del rischio di diabete di tipo 2.

Molti problemi di salute sono associati con l'essere in sovrappeso, tra cui malattie cardiache, ictus, ipertensione, diabete di tipo 2 e apnea del sonno. Per controllare il peso e migliorare la vostra salute generale, i medici raccomandano una dieta ricca di fibre.
A parte la normale capacità di aumentare la sazietà, riducendo in tal modo l'appetito e quindi l'eccesso di cibo, noi mele abbiamo un'altra capacità che ti può aiutare a raggiungere il tuo peso forma. Gli studi hanno dimostrato che possiamo accelerare il tuo metabolismo in modo che ulteriori calorie consumate dopo aver mangiato una mela

non influiranno più di tanto sul tuo peso corporeo. Questa può essere una buona notizia per i milioni di individui che lottano contro l'obesità in tutto il mondo.

In Brasile l'assunzione di pere e mele è stata anche associata al dimagrimento di donne in sovrappeso. Uno studio brasiliano ha esaminato circa 400 donne con problemi di colesterolo, ma non fumatrici. Le donne sono state divise a caso in tre gruppi, a cui fu prescritto un supplemento alla dieta di biscotti di avena, di mele o di pere. Ogni soggetto ha consumato uno dei supplementi tre volte al giorno per dodici settimane.
Dopo 12 settimane le partecipanti che hanno consumato uno dei due frutti, ha avuto una significativa perdita di peso, non riscontrata invece in coloro che hanno consumato i biscotti d'avena.
Nelle partecipanti che consumano frutta il livello di glucosio nel sangue era significativamente inferiore rispetto a chi mangiava i biscotti.

Gli effetti antiproliferativi

Numerosi studi hanno dimostrato la potente capacità antiossidante di estratti di mela: un processo che coinvolge l'estrazione e l'isolamento dei composti fitochimici che

sono presenti sia nella polpa che nella buccia delle mele.

Tuttavia, i composti trovati nelle mele non si
limitano a una azione antiossidante. Un certo numero di ricerche hanno testato la capacità dei composti di mela di esercitare effetti antiproliferativi su linee cellulari tumorali umane in laboratorio.

Tali studi riguardano l'aggiunta di estratti di
mela su linee cellulari tumorali umane isola-
te. I ricercatori hanno misurato la capacità
inibitoria di tali estratti nei confronti della
proliferazione delle cellule tumorali. La capacità di limitare la crescita delle cellule
suggerisce che il composto può anche esercitare un impatto positivo "in vivo" anche se
sarebbero necessarie altre ricerche per dimostrare tale ruolo.

Nel 2001, la ricerca ha dimostrato che le
diverse varietà di mele hanno avuto effetti
differenti sulle cellule di cancro del fegato:
gli estratti di mela Fuji inibiscono la proliferazione delle cellule cancerose del 39%,
mentre la stessa dose dell'estratto dalla Red
Delicious, inibisce la proliferazione di tali
cellule del 50%. La ricerca ha inoltre dimostrato la capacità dei fitochimici presenti
nelle mele di inibire la proliferazione di cellule tumorali del colon.

È stato inoltre dimostrato che le mele senza
buccia sono meno efficace nell'inibire cellule
tumorali epatiche rispetto alle mele mangia-

te con la buccia. Questo indica che la buccia di mela possiede una significativa attività antiproliferativa cancerosa.

Ulteriori indagini hanno convalidato il potente effetto antiproliferativo dell'estratto di buccia di mela, mentre altri studi hanno esplorato i meccanismi con cui i composti presenti nella mela possono esercitare molti effetti lavorando in sinergia tra loro, quindi buccia+polpa. È ovvio, la mia buccia non solo è fatta per essere mangiata, infatti è per voi praticamente impossibile sbucciare a mano nuda una mela. Questo è un segnale evidente del fatto che le mele vanno assolutamente consumate con la buccia.

Le mele con la buccia infatti si stanno dimostrando sempre più importanti per la vostra salute.

L'alto contenuto fenolico: l'elevata attività antiossidante e l'elevata attività antiproliferativa delle bucce di mela indicano chiaramente che esse possono conferire benefici per la salute. Questo, secondo i ricercatori, deve essere considerato come una valida fonte di antiossidanti naturali o composti bio-attivi.

La ricerca di un meccanismo plausibile per spiegare alcuni degli effetti antiproliferativi di estratti di mela è ancora in corso ma recenti studi identificano il fattore nucleare kB (NF-kB) come determinante.

Il fattore nucleare kB (NF-kB) è un fattore di trascrizione che svolge un ruolo importante nell'infiammazione, proliferazione cellulare, apoptosi (morte cellulare programmata) e l'immunità di eucarioti nelle cellule tumorali, NF-kB.

La resistenza indotta da agenti chemioterapici antitumorali aumentano la proliferazione cellulare e l'inibizione dell'apoptosi. Pertanto, l'inibizione dell'attivazione di NF-kB in cellule tumorali è vantaggioso nella terapia del cancro abbassando la resistenza alla chemioterapia.

Gli estratti di mela inibiscono significativamente il TNF-α- indotto dall'attivazione di NF-kB in cellule MCF-7 di cancro al seno. Questo risultato suggerisce che estratti di mela sono in grado di inibire il NF-kB-7 in cellule di carcinoma mammario.

È stato suggerito che a causa della capacità della mela e dei suoi estratti di inibire segnalazioni di NF-kB, il consumo di mele può agire come un utile complemento alla chemioterapia lavorando per l'assistenza nella rimozione di cellule potenzialmente cancerogene.

Come tale, io e le sostanze fitochimiche che contengo, posso giocare sia un ruolo terapeutico, nonché un ruolo di prevenzione del cancro.

Tra l'altro io sono contraria alla chemio, meglio cercare di cambiare alimentazione, frutta e ortaggi crudi in abbondanza e nient'altro, ovviamente con tante mele.

Questa è solo la mia opinione, è ovviamente di parte, ma noi mele sappiamo cose che voi umani ancora non conoscete. Tutta questa tecnologia per scoprire quello che noi mele sappiamo da millenni, siamo il vostro cibo e la vostra medicina, ma se ancora non sei convinto, vediamo altre ricerche.

Le attività antiossidante dei meccanismi innescati dai fitochimici alimentari possono prevenire il cancro, eliminare i radicali liberi e ridurre lo stress ossidativo.
Altri affetti sono:

√ Inibizione della proliferazione cellulare con induzione della differenziazione delle cellule.

√ Inibizione di tessuti anecogenici.

√ Percorsi di induzione enzimatica atti a migliorare la disintossicazione.
Fase di inibizione enzimatica uno: enzima (blocco di attivazione di agenti cancerogeni).
Fase due: enzima glutatione, perossidasi, catalasi, superossido dismutasi.

√ Valorizzazione delle funzioni immunitarie e la sorveglianza anti angiogenesi (moltiplicazione dei vasi sanguigni).

√ Inibizione dell'adesione cellulare all'invasione.

√ Prevenzione del DNA, regolamento e le game di steroidi sul metabolismo degli ormoni. Regolamento del metabolismo degli estrogeni, antibatterico con effetti antivirali.

Mele e colesterolo "cattivo".

L'effetto protettivo delle mele contro le malattie cardiovascolari osservato negli studi umani su larga scala può essere derivato, almeno in parte, dalla mia capacità potenziale anti colesterolo. Uno studio su animali ha scoperto che quando i topi nutriti di colesterolo sono stati integrati con mele liofilizzate, c'è stato un calo significativo di colesterolo nel fegato e nel plasma, oltre ad un aumento delle lipoproteine ad alta densità (HDL - detto colesterolo "buono").

Gli scienziati hanno inoltre scoperto che l'escrezione del colesterolo aumentato nelle feci dei topi nutriti con mele, suggerisce un ridotto assorbimento del colesterolo.

Un simile effetto di riduzione del colesterolo è stato osservato nei ratti nutriti di colesterolo quando sono stati alimentati a mele, pere e pesche. Le mele avevano un maggiore effetto anti-colesterolo rispetto agli altri due frutti. Questi tre frutti aumentano anche il potenziale antiossidante del plasma e ancora una volta il massimo effetto è riscontrato dalle mele. Pere, mele e pesche avevano tutti un contenuto di fibre simile, ma le mele contenevano più composti fenolici suggerendo che proprio queste sostanze contribuiscono maggiormente a questo effetto anti-colesterolo.

Il potere sinergico della natura

È ormai chiaro che le mele come tanti altri cibi vegetali, contengono una miscela di fitonutrienti o sostanze chimiche che operano in modo sinergico, così facendo contribuiscono a spiegare la loro potente capacità antiossidante con tutti i relativi effetti benèfici.

L'avviso ufficiale di molti ricercatori è quello di incoraggiare i consumatori a privilegiare il consumo di frutta in base alle loro attività benefiche. Grazie all'azione sinergica di sostanze fitochimiche, nessun supplemento singolo e purificato o pillola, può sostituire la perfetta combinazione dei composti naturali presenti nelle mele o in altre varietà di frutta o verdura.

Dopo la raccolta, le mele continuano a mantenere i processi vitali in ogni cellula vivente. Per quanto riguarda il contenuto di fitochimici, sembra che questi non siano particolarmente influenzati dallo stoccaggio. Alcuni studi mostrano addirittura un'aumentata attività antiossidante dei fitochimici dopo lo stoccaggio.

Ci sono differenze tra le varie coltivazioni e anche qualche variazione in termini di risposta alla luce disponibile, tuttavia lo stoccaggio e immagazzinamento delle mele ha poco o nessun effetto sul contenuto di fitochimici.

Noi mele quindi sopportiamo molto bene lo stoccaggio e questo ci permette di essere consumate durante tutto l'anno in tutte le parti del mondo, rafforzando in tal modo l'accesso del pubblico a un alimento fresco, sano, nutriente e conveniente.

La merenda che i bambini portano a scuola è determinante per la loro crescita, ma è fondamentale anche per una buona resa scolastica, in quanto la scelta alimentare incide anche sull'apprendimento.

Si tratta di una decisione importante, se si considera che cosa significa la giusta alimentazione nel corso di un intero periodo scolastico.

Una ricerca ha analizzato la differenza nutrizionale tra una mela di medie dimensioni e una tra le merende considerate "più sane", come le barrette di muesli.

Il confronto comporta la selezione di una mela di medie dimensioni consumata per tre giorni durante una settimana oppure una delle "sane" barrette di muesli.

A fronte di una mela, la "sana" barretta al muesli contiene:

61% in più di calorie
20 volte più grassi
52% di fibra di meno
Quasi 3 volte più sodio

Le mele non contengono grassi saturi, mentre le tavolette di muesli contribuiscono per circa 42 grammi di grassi saturi assunti durante la settimana di analisi. Se guardiamo un intero anno scolastico, le differenze diventano ancora più preoccupanti con la barra di muesli, questa aggiunge quasi 25.000 calorie extra, oltre ai grassi!

Inoltre, in questo studio non è neanche stato preso in considerazione il significativo contenuto degli antiossidanti presenti nelle mele, che non sono invece presenti nelle barrette. E stiamo parlando di alternative "sane", immagina se dovessimo analizzare le merendine industriali che i bambini normalmente mangiano.

La mela, il cibo più completo

Possiedo tutti i fattori nutritivi necessari per voi umani: proteine, grassi, carboidrati, vitamine, oligoelementi, acidi nucleici, acqua organica e molto altro.

A differenza di altri frutti, io contengo tutte le unità strutturali e molecolari essenziali (e non) nella perfetta quantità e proporzione per l'organismo umano.

Non è tutto, possiedo inoltre unità strutturali, sub-molecolari e molecolari, assolutamente essenziali per la tua salute e longevità.

Contengo anche una quantità perfettamente minima di azoto (proteica). Per farti un esempio, la quantità di azoto del latte umano è assolutamente minima, non solo rispetto a tutte le altre specie animali, ma anche tra i primati fruttivori stessi, questo dimostra che la vostra compatibilità trofica è compatibile esclusivamente con la frutta e in particolare con il frutto che presenta decisamente il minimo contenuto di azoto in assoluto: la mela. Soprattutto la mela rossa come me, poiché noi "rosse" possediamo strutture azotate persino sotto la soglia di 0,17% in peso, quindi la percentuale più adatta ad un essere umano dopo lo svezzamento.

Dal punto di vista della filogenesi, quindi della storia dell'evoluzione di una specie animale o vegetale, sono il frutto (e quindi l'alimento) in assoluto più evoluto. Si lo so mi sto montando la testa, ma questo è quello che dicono i vostri scienziati.

Possiedo la più incredibile potenza salutistica che è comune nella fisiologia della frutta, ma nei confronti della specie umana ho anche un enorme potere terapeutico.

Sono capace di interrompere i vostri processi di invecchiamento, dall'intero ciclo cellulare di ogni cellula del tuo organismo grazie alla biofisica e biochimica intrinseca alla mia fisiologia.

Certo non posso fare miracoli se la tua alimentazione prevede ancora cibi non adatti alla tua specie, però posso comunque aiutarti.

Innumerevoli vantaggi delle mele

Non ti richiedo il minimo strumento o artificio, devi solo addentarmi, masticare e deglutire, più facile di così.

Pensa che tra le donne chi si nutre di solo frutta o di sole mele non ha neanche più dolori durante il parto, basta chiedere a qualsiasi mamma fruttariana di tutto il mondo.

Io e tutte le mele siamo morfo-funzionalmente compatibili esclusivamente con voi esseri umani, siamo proprio nati uno per l'altro. Tu sei compatibile solo ed esclusivamente con una struttura edibile totalmente rigida, esattamente come quella che possiedo io.

Pensa che anche considerando le caratteristiche dei frutti migliori per l'uomo, come quelle possedute da pesca e kaki, non sei perfettamente compatibile neanche con le loro strutture solo parzialmente rigide. Esclusivamente una struttura edibile completamente rigida come la mia, è capace durante un morso umano, di permetterti di trattenere il liquido fisiologico nutrizionale in me contenuto. Non solo questo ti evita la dispersione parziale delle preziosissime vitamine, dei sali minerali e di tutti gli altri essenziali principi nutritivi, ma evita anche la dispersione di questi ultimi sia sulle mani stesse o sul corpo naturalmente eretto dell'uomo in fase di morso.

Quindi per sintetizzare, quando mangi una mela non hai bisogno di nulla, neanche di un tovagliolo o di lavarti le mani.

Il tuo organismo è molto complesso e la fase di digestione ti richiede un gran di spendio energetico, ma sai perché?

È dovuto principalmente al fatto che mangi male, mangi prodotti non adatti alla tua specie e soprattutto ti ostini a mangiare cibi cotti.

Tu se stato "progettato" dalla natura per la digestione e l'assorbimento esclusivamente di alimenti crudi a contenuto proteico quasi nullo, quindi di origine vegetale, più in particolare di frutta e nello specifico proprio di mele.

In me trovi tutta l'acqua di cui necessiti, e non solo.

Non solo posso fornirti di acqua ma addirittura di quella con le migliori qualità, l'unica acqua biologica che solo il mondo vegetale può donarti. Ricordati che l'unica acqua adatta alla specie umana e quindi anche

perfettamente assimilabile è l'acqua fisiologica contenuta in verdura, frutta e in particolare nella mela.

Sono ricca di fruttosio, il tuo vero carburante.

Lo zucchero di una mela, come la maggior
parte degli zuccheri della frutta, è praticamente un alimento predigerito, ed è subito
disponibile a passare nel sangue per fornire
energia e calore al tuo corpo.
Una mela matura è l'alimento più facilmente
digeribile, che richiede pochissima energia
da parte tua, nel mio caso l'intero processo
digestivo richiede meno di ottanta minuti.

Forse non sai che a parte la frutta nessun
cosiddetto "alimento", contiene fruttosio a
parte rarissime eccezioni come il miele (ma
questo non è perfettamente compatibile con
voi umani, infatti è adatto solo ai cuccioli di
ape).
Si chiama fruttosio proprio per questo. Tutti
gli altri frutti, come rapporto quantitativo
glucosio-fruttosio, contengono sempre una
spiccata prevalenza di glucosio rispetto al
fruttosio: in media il 78% di glucosio e 22%
di fruttosio.
Questo dato non è una condizione spicca-
tamente salutare, infatti, l'unico frutto del-
l'intero pianeta che ha invece una prevalenza invertita del fruttosio rispetto al glucosio
e quindi una compatibilità fisiologica perfet-

ta con gli esseri umani sono sempre io: la mela rossa (dammi pure del tu, chiamami Stark!), ho ben il 92% di fruttosio, e solamente l'8% di glucosio.

Contrariamente al glucosio e a qualsiasi altro carboidrato esistente, il fruttosio ha per te molti vantaggi, tra cui:

1. È antidiabetico, in quanto non deve essere regolato dall'insulina.

2. Il suo accumulo non favorisce la formazione di trigliceridi e quindi di arteriosclerosi.

3. È utile per prevenire l'ipertensione, l'infarto, l'ictus, ecc.

4. Accelera la lisi, quindi eliminazione dei chilomicroni, i dannosissimi globuli di grasso, specialmente trigliceridi, che circolano nel sangue.

5. Non dà alterazione ormonale, né del funzionamento cardiaco.

6. È anticrampo e non consente la formazione di crampi (anche notturni) poiché non ha bisogno della presenza della miofosforilasi che invece è necessaria col metabolismo del glucosio. Per questo motivo la medicina sportiva consiglia il consumo di ali-

menti ricchi di fruttosio anche per gli atleti.

7. Non è minimamente cariogeno, quindi non consente assolutamente la formazione medesima delle carie dentali.
Anzi, addirittura protegge i tuoi denti dalla carie stessa: è un agente totalmente antica-rie, protegge anche dal batterio streptococ-co mutans, e altre patologie come piorrea, ecc. Lo Streptococcus mutans è di tipo α-emolitico, è il principale responsabile della carie dentaria.

8. Rinforza enormemente denti e gengive.

9. Insieme alla durezza strutturale della mela, il fruttosio determina la durata mas-sima del tasso glicemico ematico, consen-tendo anche la massima sensazione di sa-zietà sia come qualità, sia in durata. Questo però dopo che ti sei abituato a mangiare bene, quindi dopo aver adottato una dieta naturale.

10. Produce oltre il 50% di energia in più nel tuo organismo.

I miei polifenoli sono i migliori

Possiedo la più alta quantità in assoluto di polifenoli, anche tra tutti i restanti frutti al mondo, ma non solo, i miei sono addirittura i migliori, come per esempio: epicatechine e procianidine. Queste ultime in particolare la procianidina B2, sono particolarmente efficaci contro patologie cardiovascolari, tumori e invecchiamento cellulare. Inoltre, i miei polifenoli sono per te un grande aiuto:

√ Proteggono e mantengono puliti ed efficienti i capillari.

√ Attivano un complesso enzimatico: il P-450, che ha un'altissima capacità anti ve leno.

√ Altissima capacità anti-fatica in quanto inibiscono gli effetti tossici dell'acido lattico.

√ Sono i veicoli principali della vitamina C e del calcio: li agganciano letteralmente e li trasportano addirittura fino dentro le cellule stesse. Anche per questo motivo e per il particolarissimo team di minerali e vitamine contenuti nella mela stimolano fortemente la funzione dei linfociti T.

√ Sono altamente tonici a livello muscolare, infatti, sono tra i responsabili principali della forma stessa "scolpita" dell'intera massa corporea.

Secondo una recente ricerca, la causa della perdita di massa muscolare sarebbe nascosta nel fattore ATF4, un fattore di trascrizione, che regolando l'espressione genica nelle fibre muscolari, riduce la sintesi di proteine, la massa muscolare e la forza dei muscoli. I ricercatori dell'Università dell'Iowa hanno condotto uno studio, pubblicato sul Journal of Biological Science, per cercare di comprendere come contrastare l'azione del fattore ATF4.

Dalle analisi condotte, gli esperti hanno scoperto che l'acido ursolico presente nella mia buccia è capace di spegnere l'espressione dei geni attivati da ATF4.

Certo un po' di esercizio muscolare devi farlo, non puoi stare tutto il giorno seduto, altrimenti anche io non posso fare molto per i tuoi muscoli.

√ Tra i vari polifenoli, contengo anche una grande quantità di acido clorogenico, che tra l'altro è anche un potentissimo antidepressivo.

L'acido clorogenico è addirittura la sostanza alimentare più buona al palato in assoluto e si adatta perfettamente alla struttura anatomica e fisiologica delle tue papille gustative.

Non solo, l'acido clorogenico è la sostanza biochimica che conferisce anche la massima durata di gusto in assoluto non soltanto tra tutti i frutti ma addirittura tra tutti i "cibi" esistenti, essendo la più duratura al contatto con la struttura stessa delle tue papille gustative. Questa è una caratteristica tipica che avvertirai solo quando il tuo organismo sarà disintossicato.

√ I polifenoli, presenti quasi totalmente nella buccia, si combinano in modo perfetto
con un'altra straordinaria categoria di sostanze biochimiche della mela, che invece
sono presenti quasi totalmente nella polpa:
le pectine.

Anti invecchiamento

Un altro ennesimo esempio della mia supe-
riorità biochimico-fisiologica rispetto a qualsiasi altro frutto esistente, quindi a qualsiasi
altro "cibo", riguarda le seconde molecole
antiossidanti che sono estremamente protettive contro l'usura dei tessuti, contro l'in-
nesco delle patologie e contro l'invecchiamento. Sto parlando delle meravigliose
"pectine" e proprio quelle della tipologia a
massima efficacia per te e tutti i tuoi simili.

L'alta presenza di pectine che trovi nelle
mele è un ulteriore parametro biochimico
che mi rende un cibo a "struttura e fisiologia pari a quelle umane", infatti il costituen-
te di base delle pectine è l'acido galatturo-
nico, il quale è perfettamente simile e svolge funzioni del tutto simili all'acido glucuro-
nico che è già naturalmente presente nel
tuo organismo.
Le pectine hanno il massimo potere antitos-
sico in assoluto,

riescono infatti ad assorbire ed eliminare la grande quantità di tossine presenti nel tuo organismo, inoltre:

√ Sono considerate le massime sostanze medicamentose e antisettiche, proprio in quanto hanno una fortissima azione antibatterica e anti-tossica: abbattono il contenuto batterico tossico intestinale, ad esempio relativamente ai batteri del tifo, dissenterici, bacterium coli, ecc.

√ Hanno una fortissima azione anti-colesterolo.

√ Hanno una potentissima azione anti-artritica e contro patologie simili.

√ Hanno una fortissima azione anti-arteriosclerotica, anti-ipertensione, anti-infarto, anti-ictus, anti-ischemica, azione protettiva ed anti invecchiamento della pelle.

√ Abbattendo le lesioni arteriosclerotiche dei vasi sanguigni che alterano le fibre elastiche della pelle, consentono il massimo disinnesco della biomeccanica della ruga.

√ Sono un antisettico intestinale, possiedono infatti anche una estrema azione anti-parassitaria contro i vermi intestinali, ecc.

La fantastica collaborazione tra polifenoli e pectine

Uno dei tantissimi esempi di perfetta sinergia biochimica e fisiologica, lo troviamo tra
le sostanze contenute principalmente nella
mia buccia come i polifenoli e quelle contenute principalmente nella mia polpa, come
le pectine.

Un'altra essenziale e preziosissima sostanza
di cui vado fiera è la carnitina, senza la quale potresti avere molti problemi a sopravvi-
vere.
Solamente io possiedo la più alta quantità in
assoluto di carnitina non solo tra tutti i frutti, ma addirittura tra tutti i vegetali al mondo. Ben quattro volte superiore a quella
meno efficace dell'uovo, superiore anche a
quella meno efficace del latte, ben sedici
volte superiore a quella del pane, ben oltre
le tre volte a quella di qualsiasi altro farina-
ceo (anche molto concentrato), tre volte
superiore a quella dell'avocado e a quella
dell'uva, ecc.
La carnitina, tra le sue tante funzioni, ha
quella di perfezionare il metabolismo dei
grassi, che anche in leggero eccesso, la loro
presenza altera gli endoteli dei vasi sanguigni e delle loro cellule muscolari, quindi le
fibre elastiche della pelle.
La mia carnitina ti toglierà tutte le rughe.

La pectina che si trova nelle mele è una fibra solubile e può ridurre l'infiammazione

associata con le malattie correlate all'obesità e rafforzare il sistema immunitario. Secondo uno studio della University of Illinois, animali da laboratorio alimentati con una dieta povera di grassi con fibra solubile o insolubile mostravano risposte nettamente diverse nel loro sistema immunitario, gli animali nutriti con questo tipo di fibra solubile sono risultati esposti a meno malattie e un tasso di recupero più veloce rispetto agli altri animali.

I ricercatori dell'Università della Danimarca hanno scoperto che noi mele siamo capaci, tramite l'aumento del numero di batteri buoni, di mantenere in salute sia il vostro intestino, sia il vostro sistema immunitario. Quando gli scienziati hanno provato ad alimentare i topi con una dieta ricca di mele in tutte le sue forme, tra cui succhi di frutta e mele integre, i topi hanno sviluppato un maggior numero di batteri intestinali considerati "buoni". I ricercatori credono che sia dovuto alla pectina contenuta nelle mele.

La pectina è una sostanza che si trova nella fibra e nelle pareti cellulari delle piante. La fibra delle mele è una fonte naturale di pectina. I batteri "buoni" che si trovano nel tuo intestino amano nutrirsi di pectina di mela, che consente loro di riprodursi e prosperare, questa condizione è un grosso aiuto per combattere eventuali malattie o infezioni intestinali.

Antianemico

Gli scienziati hanno scoperto che io sono anche il più potente antianemico in assoluto: possiedo il più alto grado di assorbimento di ferro, acido folico e di vitamina B12, che costituisce proprio il tripode su cui si struttura l'emoglobina e l'intero globulo rosso. Anche per questi motivi, solo io sono capace di stimolare nel tuo organismo una perfetta respirazione ed ossigenazione dei tessuti.

Evitare il morbo di Alzheimer

Potenzio il tuo cervello.
Una mela al giorno potrebbe aiutare a mantenere la tua memoria perfetta: la quercetina, un antiossidante che si trova principalmente nella mia buccia, è più efficace della vitamina C nel proteggere le cellule cerebrali dai danni ossidativi.
Un nuovo studio condotto sui topi dimostra che bere succo di mela potrebbe tenere lontano il morbo di Alzheimer e combattere gli effetti dell'invecchiamento sul cervello. I topi nello studio che sono stati alimentati da una dieta a base di mele hanno mostrato livelli più elevati del neurotrasmettitore acetilcolina.

La perdita di memoria correlata all'età e la malattia di Alzheimer.

Un notevole numero di prove scientifiche effettuate presso la University of Massachusetts-Lowell, suggerisce che mangiare mele e/o bere succo di mela può essere utile per migliorare la salute del cervello e diminuire i sintomi di Alzheimer. In combinazione con una dieta sana, un buon consumo di mele può proteggere contro danni ossidativi nella zona cerebrale che può provocare la perdita di memoria. Uno studio clinico effettuato su un gruppo di pazienti con diagnosi di malattia di Alzheimer da moderata a grave, ha dimostrato che bere succo di mela migliora l'umore e il comportamento in generale.

I ricercatori della Cornell University hanno scoperto anche durante un loro studio in vitro che i nutrienti delle mele proteggono i neuroni del cervello contro il danno ossidativo. Tali danni possono contribuire a malattie neurodegenerative come l'Alzheimer e il Parkinson. Lo studio ha evidenziato proprio la quercetina, come il composto responsabile dell'effetto protettivo.

Proteggere contro il Parkinson

Ulteriori ricerche hanno dimostrato che le persone che mangiano frutta e altri alimenti ricchi di fibre acquisiscono una certa protezione contro il Parkinson, una malattia caratterizzata da una ripartizione delle cellule nervose che producono dopamina nel cervello. Gli scienziati hanno attribuito la capacità di combattere i radicali liberi, agli antiossidanti contenuti nelle mele.

Recenti studi hanno trovato che la quercetina può aiutare a aumentare e fortificare il sistema immunitario, soprattutto durante una situazione stressante.

Disintossicare il fegato

Se stai costantemente consumando tossine, sia che si tratti di cibo, alcolici, fumo, farmaci, inquinamento o bevande, ricorda che il tuo fegato subisce per primo gli effetti di queste tossine. Uno dei cibi più efficaci che puoi mangiare per aiutare a disintossicare il fegato è la frutta e soprattutto le mele.

Patologie dell'occhio

Rendere gli occhi più forti e migliorare la vista è possibile, posso fare anche questo, è dovuto al fatto che sono ricca di composti flavonoidi e fitonutrienti antiossidanti, che possono ridurre l'impatto dei radicali liberi anche negli occhi, nei capillari e in tutto l'apparato visivo. Posso evitarti la degenerazione maculare, la cataratta e il glaucoma.

Recenti studi a lungo termine suggeriscono che le persone che hanno una dieta ricca di frutta che contengono antiossidanti come le mele, hanno dal 10 al 15 per cento in meno di probabilità di sviluppare la cataratta.

Ti ricordo che questi studi sono sempre fatti solo aggiungendo mele alla dieta, non modificandola. Infatti altre ricerche scientifiche dimostrano che modificando la dieta verso un'alimentazione naturale basata esclusivamente su alimenti di origine vegetali, meglio se crudi, in abbinamento ad un buon consumo di mele, ha effetti salutari complessivi nettamente superiori anche sulla vista, soprattutto sulla prevenzione della cataratta.

Acido urico

Un altro importante vantaggio del consumo di mele è di controllare la formazione di acido urico. Ciò impedisce l'accumulo di cristalli nelle articolazioni, evitando o migliorando casi di artrite o gotta. Sono anche molto efficace nello stimolare la produzione di succhi gastrici, grazie al mio contenuto di istidina, contribuisco in modo efficace anche contro ulcere e gastriti.

Reumatismi

I pazienti che soffrono di reumatismi trovano le mele molto utili in quanto li aiutano nel processo di guarigione. Composti flavo-noidi come il kaempferol, la quercetina, e la miricetina sono stati collegati alla riduzione delle condizioni reumatoide e condizioni in-fiammatorie come l'artrite e gotta.

Protezione delle ossa

Alcuni studiosi francesi hanno scoperto che solo nelle mele è contenuto un particolare tipo di flavonoidi chiamati florizina, in grado di aumentare la densità ossea e prevenire l'osteoporosi.

Rimedio naturale contro diarrea e stipsi

La sindrome dell'intestino irritabile è carat-terizzata da stipsi, diarrea, dolore addomi-nale e gonfiore. Per controllare questi sin-tomi molti medici raccomandano di evitare tutti i prodotti lattiero-caseari e i cibi grassi, mentre consigliano una dieta ad elevato ap-porto di fibre, sopratutto provenienti dalla frutta. La pectina aiuta a risolvere i proble-mi legati alla diarrea poiché i batteri intesti-nali la trasformano in una specie di "guaina" lenitiva e protettiva per le pareti "irritate" dell' intestino. Per combattere la stipsi inve-ce, basta consumare una mela cotta al giorno e gli effetti benèfici saranno riscon-trabili in pochissimo tempo.

Altro sulla mela

Sapevi che sono l'unico alimento a configu-
razione biochimica capace di sottrarre il negativo sodio dalle tue pareti arteriose?
Si tratta di un'azione molecolare fondamentale, perché specialmente in fase di intossicazione provocata da cibi non adatti, il sodio
si sostituisce all'idrogeno e provoca una forte alterazione dei mucopolisaccaridi, proprio
le sostanze più determinanti in assoluto per
lo stato di salute di un arteria.

Sembra che io, per il tuo organismo sia un
fortificante del sistema nervoso, antireuma-
tico, tonico muscolare, stimolatore del lavoro muscolare (perfetto anche per gli atleti),
rassodante e tonificante per il viso, perfetto
agente tonificante per la pelle in generale,
fortissimo agente anti calcolo renale.
Possiedo anche un perfetto team di minerali
ed altre vitamine che in sinergia tra loro
consentono il corretto assorbimento ed as-
similazione della vitamina B12 all'interno
della fisiologia umana, cosa che contribuisce
alla massima biodisponibilità esistente in
natura della vitamina B12, specialmente di
quella presente su me stessa.

Posso offrirti una sensazione di salute addirittura potentissima e immensa e questo,
scusa l'arroganza, non può offrirtelo nessun
altro frutto o "cibo" al mondo.

Le mie fibre sono in grado di innescare un sufficiente movimento peristaltico, oltre che smuovere, trascinare ed assorbire tutte le tossine che sono incrostate letteralmente tra le tue pareti enteriche interne. Gli unici parametri che nella disintossicazione a solo mele, sono in grado di liberare totalmente l'intero intestino, proprio per tutta la sua lunghezza (tenue e crasso) dalle deleterie scorie tossiche residue.

Se hai sete, perché non mangi una mela?

La differenza tra il digiuno e solo mele è la stessa differenza che passa tra un bicchiere d'acqua e una mela: io possiedo mediamente l'87% d'acqua (ma acqua fisiologica, e quindi perfetta per la tua specie, nulla a che vedere con l'acqua inorganica che è anche un po' tossica per il tuo organismo).
Quindi la differenza fondamentale tra me e l'acqua (oltre alla strutturazione delle molecole d'acqua, molto diversa nell'acqua fisiologica, per la presenza di soluti organici) è solo di un piccolissimo 13%, ma è composto delle predette sostanze più disintossicanti al mondo, che il semplice bicchier d'acqua assolutamente non ha.

Ma quali "super food"! Sono io l'unico vero super - food!

Molti alimenti detti super food sono accom pagnati da un notevole clamore circa le loro capacità antiossidanti, insieme ad altri sup- posti benefici. Il clamore è diventato tal- mente estremo che Choice Magazine ha condotto in proprio una ricerca per compa- rare il contenuto di antiossidanti contenuti nella mela "Red Delicious" e alcuni super food. É stato testato il potere antiossidante di succhi ottenuti da alcuni così detti "super Food" e paragonati al succo di mela Red De- licious. In questo test hanno utilizzato il metodo ORAC assay (Oxygen Radical Ab- sorbance Capacity) per paragonare la capa- cità antiossidante di una porzione di succo di 30ml.

√ Mela   valore ORAC...............1,00
√ Açai   valore ORAC...............0,30
√ Mangosteen valore ORAC...............0,17
√ Goji   valore ORAC...............0,10
√ Noni   valore ORAC...............0,08

Il risultato ha semplicemente confermato che mangiare mele è il modo più facile e va- lido per assumere antiossidanti.

I semi della mela

Non ti consiglio di mangiare i miei semi, poiché sono tossici specialmente se consumati in dosi elevate, dovrebbero essere evitati soprattutto da donne in gravidanza e bambini piccoli.

I miei semi contengono una sostanza chiamata amigdalina, che quando entra in contatto con gli enzimi digestivi può trasformarsi in un potente veleno, il cianuro.

Il cianuro è legato agli zuccheri sotto forma di glicosidi cianogeno, questo composto di cianuro è notevolmente diffuso in natura. Si trova in più di 2.000 specie di piante, tra i quali alimenti molto utilizzati come la manioca. Si trovano nei semi di altra frutta come prugne, pesche, albicocche e mandorle amare. Si dice spesso che il cianuro profuma di mandorle amare, ma in realtà è il contrario, sono le mandorle amare ad avere l'odore di cianuro.

I semi interi passeranno attraverso il sistema digestivo relativamente intatti, ma se masticati possono essere tossici. Uno o due semi non sono un problema poiché il tuo corpo è in grado di gestire piccole dosi di cianuro, ma se un bambino mastica e ingoia un sacco di semi, si dovrebbe consultare immediatamente un medico, infatti una grande porzione di semi di mela può essergli fatale.

Secondo John Fry, consulente in scienza dell'alimentazione, circa 1 milligrammo di cianuro per chilogrammo di peso corporeo può uccidere una persona adulta. I miei semi contengono circa 700 mg di cianuro per chilogrammo; così circa 100 grammi di semi di mela sarebbe sufficiente per uccidere un adulto di 70 kg. Tuttavia, un seme pesa 0,7 grammi, quindi per ottenere quella quantità di cianuro bisognerebbe masticare circa 143 semi. In genere noi mele abbiamo circa otto semi, dovresti quindi mangiare 18 mele in una sola seduta per ottenere una dose fatale. Inoltre, i semi dovrebbero essere frantumati e triturati molto bene.

Tutto sommato, mangiare un torsolo di mela occasionalmente non è un pericolo. Però te lo sconsiglio, inoltre i semi sono stati creati per la riproduzione, per creare nuove piante e non per essere mangiati, è per questo motivo che contengono veleni.

Sport

Mangiare una mela prima di iniziare un'attività sportiva è una buona abitudine anche per incrementare forza e resistenza. Posso infatti rifornirti di un antiossidante chiamato quercetina, che aiuta la resistenza rendendo l'ossigeno più disponibili per i tuoi polmoni.

Io sono anche capace di rimuovere eventuale debolezza aumentando vigore e vitalità anche nelle persone più deboli.

Se vuoi raggiungere un peso forma, dovrei essere una parte fondamentale della tua dieta quotidiana. Pur non contenendo una gran quantità di proteine, la combinazione dei composti antiossidanti e la giusta dose proteica contenute in noi mele, può avere un ruolo importante nella prevenzione di debolezza cronica e nella crescita del tono muscolare.

Anti veleno

Molte sostanze naturali, tra cui il latte materno, sono utili per ridurre la reazione immunitaria prodotta associata con i vaccini e loro coadiuvanti. Anche i polifenoli contenuti nelle mele hanno gli stessi effetti anti-veleno.

La maggior parte di noi, se non proveniamo da coltivazioni biologiche o bio-dinamiche, possiamo presentare tracce di pesticidi. Alcune ricerche hanno dimostrato che il 98% delle mele convenzionali (a livello medio mondiale) ha residui di pesticidi sulla buccia. Tuttavia lo stesso gruppo di ricercatori ha anche riscontrato che gli effetti benèfici di una dieta ricca di frutta e verdura superano i rischi di esposizione ai pesticidi.
Questo proprio perché gli effetti combinati di polpa e buccia, sono talmente potenti e salutari che superano di gran lunga eventuali effetti negativi derivanti dai pesticidi stessi.

Altri ricercatori dichiarano di non preoccuparsi troppo dei pesticidi. Ad esempio il

Dott. Dianne Hyson, un ricercatore dietista presso la University of California, dice che i test di laboratorio hanno dimostrato livelli molto bassi di residui di antiparassitari sulle bucce di mela trovate normalmente in commercio.

Il mio consiglio è quindi di mangiarmi sempre con la buccia, se mi trovi bio o biodinamica meglio, altrimenti non preoccuparti troppo. Devi solo fare attenzione a quelle mele troppo lucide poiché in quel caso sono state passate con la cera, meglio evitarle. A proposito di cera, le mele specialmente se bio non dovrebbero avere alcun tipo di cera? La risposta è che la cera nelle mele, anche biologiche, può esserci ed è originaria del frutto. Sto parlando della Pruina, una sostanza cerosa ed impermeabile prodotta dalle cellule superficiali di frutti e foglie, che protegge il frutto dagli agenti atmosferici durante la permanenza sulla pianta.

Questa protezione naturale dipende dal tipo di mela ma non va confusa con la vera cera che alcuni produttori applicano alle mele per ragioni puramente estetiche.

Casi di allergia

Uno dei maggiori problemi in casi di allergia alle mele è il nostro alto livello di FODMAPs. I FODMAPs sono il motivo per cui molti cibi sani e "puliti", come noi mele o le albicocche, possono provocare, in rarissimi casi e senza alcuna spiegazione apparente, problemi di acne. FODMAPs sta per fermentescibili - oligosaccaridi - disaccaridi - monosaccaridi - polioli. FODMAPs sono una vasta famiglia di carboidrati che vengono scarsamente assorbiti dal piccolo intestino. Essi comprendono gli zuccheri come il fruttosio e lattosio, ma anche carboidrati meno famosi come fruttani e galattani.

Il problema con i FODMAPs è che nel corso degli ultimi anni, è stato scoperto che alcuni individui moderni particolarmente sensibili a queste sostanze, potrebbero accusare sintomi come gonfiore, gas, mal di stomaco, indigestione e anche l'acne.

Per spiegare questo fenomeno avrei bisogno di un'intero libro. Le cause di sensibilità FODMAPs non sono ancora note dalla vostra scienza anche se alcuni ricercatori teorizzano che gli esseri umani di alcune etnie non sono attrezzati per digerire alcuni tipi di carboidrati.

Un altro motivo invece potrebbe essere dovuto al fatto che gli esseri umani moderni presentano una flora intestinale gravemente alterata, a causa del vostro odierno stile di vita e principalmente di un'alimentazione non idonea.

Noi mele sappiamo benissimo di non essere la causa, infatti siamo fermamente convinte che la seconda teoria sia quella giusta (Siete tutti intossicati da cibo spazzatura, ecco

la verità!).
L'essere umano è sempre più intossicato e questo pregiudica ad alcuni di voi addirittura la possibilità di nutrirsi con il vostro vero cibo fisiologico.

Secondo alcune ricerche fino al 5% della popolazione è affetta da un'allergia alla mela. L'intera questione della sensibilità ai FODMAPs può effettivamente essere guarita tramite un attento cambio di alimentazione, che può durare anche alcuni mesi. Nessun cibo ad alto contenuto di FODMAPs è intrinsecamente un male per l'acne, è sufficiente rafforzare i batteri intestinali sani per digerire correttamente la frutta e quindi anche le mele.
Tra l'altro l'acne è sintomo di purificazione, quindi se osserviamo tutto questo da un'angolazione differente, potrei anche affermare che le mele possano aiutare la disintossicazione di un individuo particolarmente "intasato" anche attraverso la comparsa di acne.
Comunque mi sembra giusto avvertirti, devi essere consapevole che a causa di FODMAPs, una persona che ha problemi digestivi legati alla propria alimentazione potrebbe avvertire disturbi mangiando mele.
Ovviamente tutto è risolvibile ma ci vuole una bona forza di volontà per cambiare abitudini alimentari verso una dieta decisamente più sana.
Vorrei precisare che tutti questi studi sono

stati svolti osservando persone che seguono una dieta standard compreso un moderato consumo di frutta o di mele, quindi attribuire solo a quest'ultime i suddetti problemi, mi sembra deviante e non corretto.

Probabilmente in alcune persone la somma tra cibi scorretti, sopratutto farinacei e prodotti animali, in aggiunta alla frutta può causare problemi, ma non è la frutta in se il problema, semmai il resto. Nessun crudista o fruttariano denota questi problemi, eventualmente alcuni fastidi e gonfiori si possono riscontrare solamente durante i primi tempi di cambio alimentare, tra una dieta onnivora a una fruttariana-naturale. Questo perché il vostro organismo ha bisogno di tempo per ripulirsi, disintossicarsi e riabituarsi finalmente a un'alimentazione fisiologicamente adatta.
Purtroppo c'è molta gente che pur di non rinunciare alle proprie abitudini alimentari preferisce evitare il consumo di frutta, ma secondo il mio punto di vista non credo che sia una scelta sana e molto intelligente.

La Cura della Mela

Se esistono i *Melariani*, persone che si nutrono solo di mele godendo di ottima salute, probabilmente noi mele possediamo un valore nutritivo e benefico che va ben oltre le tue aspettative.

La Cura della Mela è a disposizione tutto l'anno, infatti, ha un alto valore nutritivo e benefico, troppo sottovalutato in questa epoca. Ti ricordo che sono ricca di vitamine e di sali minerali tra i quali il potassio, il sodio, il bromo e il magnesio.

Non esistono differenze enormi dal punto di vista nutritivo tra le varie qualità di mele, ma la mela di Biancaneve, la famosa Stark Delicious come me, è la più equilibrata e ricca di sostanze nutritive. Forse le mele verdi sono quelle con meno proprietà benefiche.

Nella medicina popolare sono molto considerata grazie a tutte le mie innumerevoli proprietà, per questo vengo consigliata come rimedio per tutte le malattie. Il problema che quasi nessuno ha capito che per combattere le malattie in modo deciso ed efficace, l'essere umano dovrebbe mangiare "solo" mele e non semplicemente aggiungerle alla dieta. Nessuno può mettere in dubbio le mie potenzialità, basta fare qualche seria ricerca per rendersi conto che non può essere altrimenti.

Durante una cura di sole mele i vantaggi che offro sono notevoli, tra cui:

√ Fortifico l'organismo.
√ Svolgo un'azione calmante.
√ Regolo il metabolismo.
√ Combatto l'acidità gastrica.

√ Stimolo l'attività intestinale.

√ Favorisco l'eliminazione degli acidi urici grazie al tannino e al potassio.

√ Stimolo le funzioni renali.

√ Regolo l'ipertensione.

√ Sono utile nel trattamento del diabete.

√ Svolgo un'azione di drenaggio sui polmoni e tonifico la muscolatura dei bronchi, sono quindi consigliata anche in caso di disturbi respiratori.

√ La vitamina A di cui sono ricca, favorisce la secrezione del muco intestinale e la distruzione di batteri patogeni presenti nell'intestino.

√ Masticare una mela irrobustisce e pulisce i denti e tonifica le gengive.

Non è un caso se la Cura della Mela è raccomandata dalla gran parte dei naturopati e anche da molti medici.

Puoi assumermi come unico alimento dai quattro ai venti giorni, per ottenere una profonda azione depurativa su tutto il tuo organismo.

Ti suggerisco di mangiarmi sempre cruda e con la buccia per sfruttare appieno tutte le mie proprietà.

Se sei in sovrappeso, dopo la cura/dieta di sole mele, ti accorgerai anche di aver perso qualche chilo. Niente male, vero?

Non tutti gli esseri umani però possono tollerare una somministrazione cosi improvvisamente nutritiva e purificante. Se il tuo organismo è uno di quelli che reagisce alla somministrazione intensiva in modo apparentemente negativo, ti fornisco subito due trucchi.

1) Procedi lentamente con la Cura della Mela, ad esempio per l'adattamento del tuo intestino puoi inizialmente mescolare la mela grattugiata con altri alimenti.

2) Inserisci tre frutti al giorno nella tua dieta, per un mese. Poi inizia a mangiare tre mele, un giorno sì e tre no. Infine per ottenere maggiori benefici, dovrai inserire tre mele al giorno, tutti i giorni per tutto il mese.
Bevi regolarmente il succo di mela ottenuta dalla spremitura a freddo o per mezzo di un buon estrattore. Fai attenzione alle centrifughe poiché girano molto velocemente scaldando gli alimenti e questo annienta gran parte dei valori nutrizionali.

Per alcuni dietisti la dieta di sole mele sembra anche il modo migliore e più sano per dimagrire o riprendersi da malattie e problemi di salute.
Anche chi non vuole perdere peso ma è intenzionato a darsi una bella ripulita interna, consiglio almeno tre giorni a solo mele: una al mattino, tre a pranzo e tre o quattro per cena.

Questa dieta è particolarmente utile per pulire il colon e per migliorare l'assorbimento dei nutrienti. Contengo infatti anche una fibra dietetica chiamata cellulosa, che aiuta a disintossicare il tuo corpo dalle tossine, inoltre stimolano il tuo apparato digerente in modo efficace tanto che è molto utile per alleviare fenomeni di stitichezza promuovendo nel frattempo una flora intestinale sana.

Ti ricordo che contengo molti polifenoli particolari e con caratteristiche decisamente antiossidanti, il che aiuta a rallentare le rughe sulla tua pelle. Con la dieta di mele otterrai anche un effetto anti-invecchiamento, la sparizione dell'alito cattivo, un ridotto livello di colesterolo e per di più una pelle giovanile, sana e ben idratata.

Rischi ed effetti collaterali potenziali di una dieta di sole mele.

Durante i primi giorni di dieta a base di mele, potrebbero verificarsi dei fenomeni depurativi fastidiosi, come scariche di muco, o altre crisi eliminative.

Nel caso fossero troppo fastidiose ti consiglio di riprendere la tua normale dieta, lasciare passare qualche settimana e riprovarci, vedrai che in questo modo riuscirai ad arrivare a mangiare solo mele per parecchi giorni senza più avvertire disagi.

Vuoi più energia, più vitamine, minerali ed enzimi che il tuo corpo desidera ardentemente? Prova a mangiare la frutta a colazione, soprattutto mele. Mangiare frutta a colazione significa essere sulla buona strada per avere un corpo sano e pieno di energia e vitalità.

Perché la dieta di frutta a colazione? Beh, per farla semplice, il frutto e in particolare la mela, nella sua forma grezza, è esattamente ciò che il tuo corpo ha bisogno per produrre energia. Sono facile da digerire quindi non richiedo uno spreco energetico elevato necessario per la digestione di tutti gli altri alimenti. L'energia ottenuta dai miei carboidrati sarà quindi tutta a tua disposizione. Mangiare solo frutta fino all'ora di pranzo e anche oltre, è un modo sicuro per perdere peso (ma anche per aumentarlo se si è troppo magri) e soprattutto diventare più sani.

Mela integra o succo di mela? L'American Journal of Clinical Nutrition ha pubblicato recentemente il seguente articolo: il tuo corpo ha bisogno di circa 17 minuti per digerire una mela intera, ma solo 6 minuti per un frullato di mele e 1,5 minuti per il succo di mela ottenuto da un estrattore che elimina quasi tutte le fibre.

Anche se i livelli di zucchero nel sangue sono risultati molto simili in tutti e tre i casi, sembra che mangiare le mele integre e a morsi produca vantaggi evidenti. Tra cui la sensazione di maggior sazietà nelle ore successive e specialmente l'apporto di fibra che ha un ruolo fondamentale per la pulizia intestinale.

Le mele essiccate possono rappresentare una buona alternativa a qualsiasi snack. Inoltre, si possono facilmente fare in casa e contengono un sacco di buona fibra e innumerevoli fattori nutrizionali. Poiché la maggior parte dei nutrienti sono proprio sotto la buccia, se le compri già essiccate, cerca quelle biologiche e con la buccia. Ti avviso che il processo di essiccazione non dovrebbe mai superare i 42° C, questo per mantenere tutte le proprietà nutrizionali intatte, oltre questa temperature vitamine ed enzimi in particolare, saranno quasi del tutto persi.

Il rovescio della medaglia è che nel processo di essiccazione, perdiamo parte del contenuto di vitamina C e soprattutto di acqua biologica. Pertanto, la mela essiccata dovrebbe essere un aggiunta alla tua razione di mele integre, non un sostituto.

C'è molto che voi umani non avete ancora scoperto su come i vari componenti che possiedo, lavorano per promuovere la vostra salute. Gli scienziati sospettano che probabilmente esistono centinaia di composti nelle mele che devono ancora essere identificati, ma già con quello che hanno scoperto fino ad ora, siamo considerate il cibo numero uno.

In definitiva, questa mia esposizione riguardo le nostre caratteristiche indicano quanto siamo importanti per la tua salute in generale. Non sono una medicina, anzi, sono il mezzo con cui i farmaci diventano inutili. È attraverso l'autentico nutrimento e la relativa disintossicazione che tramite la maggior parte dei frutti puoi prevenire e curare le malattie.

Queste mie dichiarazioni probabilmente non saranno mai approvate dalla FDA, per il semplice fatto che sono vere.

Frutta, mele e uomo

La frutta e in particolare noi mele, siamo gli alimenti archetipicamente benèfici proprio per la specie umana.

Alcuni scienziati hanno indicizzato oltre 300 vantaggi per la vostra salute derivanti dal consumo di frutta, tutti sperimentalmente confermati. La vostra eredità evolutiva (confermata attraverso test genetici moderni) indica che i vostri antenati pre-umani vivevano in una giungla, dove la frutta sarebbe stata disponibile tutto l'anno. Ciò, infatti, spiega il motivo per cui non sintetizzate più vitamina C dal glucosio: eravate così "viziati" per l'abbondanza di frutta disponibile e per così tanto tempo, che avete rinunciato (tramite mutazione genetica o atavismo) alla vostra capacità di fornire a voi stessi la vitamina C.

Piante e animali vivono in simbiosi. Per la stessa ragione che i vostri polmoni assorbono ossigeno (prodotto dalle piante) ed emettono anidride carbonica, i frutti di queste stesse piante forniscono un seme che voi "in teoria" aiutate disperdendolo, soprattutto noi frutti siamo un "contenitore" che raccoglie e protegge il seme, ma che ha anche una finalità nutritiva. La frutta (me compresa), quindi, è una fonte di cibo che è antica quanto l'essere umano. Potrebbe essere questa una delle ragioni per cui noi mele siamo per voi capaci di questi incredibili poteri di guarigione? Secondo me si.

L'unico modo per alimentarsi in maniera corretta è con la quantità minore possibile, ma della massima qualità, cioè con un'alimento assolutamente perfetto alla propria specie, che nel tuo caso è esattamente la mela.

La tua salute farà improvvisamente un bal zo in avanti, con una potenza sorprendente. Ricordati che mangiare mele significa disintossicarsi anche a livello cerebrale, infatti le stesse cellule neuronali del cervello richiedono un metabolismo glucidico solo ed esclusivamente proveniente dal fruttosio. Per questo un'alimentazione a base di mele potrà condurti gradualmente a un'allegria profonda e costante. Noi mele, apparteniamo a una categoria a parte proprio perché siamo l'unico alimento veramente adatto alla specie umana. Tra queste le mele più adatte alla tua specie, sono proprio le mele rosse come me. Il colore rosso indica la presenza, oltre che delle preziosissime antocianine, anche dei potentissimi antiossidanti e tutta una biochimica e fisiologia generale molto differenti dovute alle migliaia di sostanze chimiche naturali, assolutamente perfette per la tua fisiologia a livello qualitativo, strutturale, quantitativo e proporzionale.

La prossima volta che assapori una mela rossa, fresca e croccante considera anche tutto quello che ti sta offrendo. Sperimenta la gioia di mangiare frutta (la parola frutta, etimologicamente, deriva dal latino e significa GODETEVI). Se non hai mai fatto una mono-dieta di mele, prova a considerare questa opzione, almeno per un certo numero di giorni.
Non è un digiuno, ma una festa, afferra un sacchetto di mele biologiche e ogni volta che hai fame mangiane una. Rimarrai sorpreso da quanto immediatamente ti sentirai sazio, e come la pulizia interna ti procuri una sensazione liberatoria e purificatrice. Puoi facilmente passare uno o due giorni a solo mele e spesso il risultato è quello di sentirsi completamente rinnovati e rinfrescati.

Ricordati che contrariamente all'altra frutta che andrebbe consumata lontano dai pasti, puoi mangiarmi anche a fine pasto, in quanto io favorisco la digestione.

Non ci sono scuse per non mangiare mele.
Abbiamo visto che il consumo regolare di frutta e verdura, soprattutto di mele, sembra proprio che possa aiutarti nella prevenzione delle malattie croniche e il mantenimento di una buona salute.

Posso davvero esserti utile, approfittane!

Con affetto, la tua Mela rossa.

Fine

Bene, siamo arrivati alla fine di questa sintetica relazione sulle straordinarie proprietà offerteci dalle mele. Ringrazio "la mela" per la sua disponibilità nel raccontare se stessa e spero che queste informazioni possano esservi d'aiuto.

P.s.
Per chi volesse maggiori nozioni sul rappor to tra cibo e salute, vi rimando ai miei corsi e video:

Corsi on-line:
www.alimentazione-naturale-fisiologica.com

Canale youtube:
https://www.youtube.com/user/didipagani/

"*Purtroppo (o per fortuna) non sono un medico, un dietologo o un nutrizionista, sono soltanto un ricercatore indipendente, non ho né il titolo né il permesso legale di consigliare niente a nessuno, l'unica cosa che posso raccomandare a tutti e quella di informarsi, informarsi e informarsi ancora.*"

Diego Pagani

Studi e bibliografia

"*La Frutta che Paradiso*": Erga Edizioni - Diego Pagani, Lorenza Lullo, Claudio Nicolig - 2014

Wieslaw Jedrychowski, Umberto Maugeri. An apple a day may hold colorectal cancer at bay: recent evidence from a case-control study. Rev Environ Health. 2009 Jan-Mar;24(1):59-74. PMID: 19476292

Wieslaw Jedrychowski, Umberto Maugeri, Tadeusz Popiela, Jan Kulig, Elzbieta Sochacka-Tatara, Agnieszka Pac, Agata Sowa, Agnieszka Musial. Case-control study on Beneficial effect of regular consumption of apples on colorectal cancer risk in a population with relatively low intake of fruits and vegetables. Basic Clin Pharmacol Toxicol. 2009 Mar;104(3):262-71. Epub 2009 Jan 20. PMID: 19926998

H Deneo-Pellegrini, E De Stefani, A Ronco. Vegetables, fruits, and risk of colorectal cancer: a case-control study from Uruguay. Nutr Cancer. 1996;25(3):297-304. PMID: 8771572

GreenMedInfo.com, Apple's Anti-Liver Cancer Properties

GreenMedInfo.com, Apple's Anti-Breast Cancer Properties

Péter Molnár, Masami Kawase, Kazue Satoh, Yoshita ka Sohara, Toru Tanaka, Satoru Tani, Hiroshi Sakagami, Hideki Nakashima, Noboru Motohashi, Nóra Gyémánt, Joseph Molnár. Biological activity of carotenoids in red paprika, Valencia orange and Golden delicious apple. Phytother Res. 2005 Aug;19(8):700-7. PMID: 16177974

Roberto Pierini, Paul A Kroon, Sylvain Guyot, Kamal Ivory, Ian T Johnson, Nigel J Belshaw. Procyanidin effects on oesophageal adenocarcinoma cells strongly depend on flavan-3-ol degree of polymerization. Mol Nutr Food Res. 2008 Dec;52(12):1399-407. PMID: 18683822

GreenMedInfo.com, Helicobacter Pylori and Apples

Hiroshige Hibasami, Toshihiko Shohji, Ichirou Shibuya, Kazuko Higo, Tomomasa Kanda. Induction of apoptosis by three types of procyanidin isolated from apple (Rosaceae Malus pumila) in human stomach cancer KATO III cells. Int J Mol Med. 2004 Jun;13(6):795-9. PMID: 15138614

V B Nesterenko, A V Nesterenko, V I Babenko, T V Yerkovich, I V Babenko. Reducing the 137Cs-load in the organism of "Chernobyl" children with apple-pectin. Swiss Med Wkly. 2004 Jan 10;134(1-2):24-7. PMID: 14745664

Vassily B Nesterenko, Alexey V Nesterenko. 13. Decorporation of Chernobyl radionuclides. Phytother Res. 2009 Apr;23(4):564-71. PMID: 20002057

G S Bandazhevskaya, V B Nesterenko, V I Babenko, T V Yerkovich, Y I Bandazhevsky. Relationship between caesium (137Cs) load, cardiovascular symptoms, and source of food in 'Chernobyl' children -- preliminary observations after intake of oral apple pectin. Swiss Med Wkly. 2004 Dec 18;134(49-50):725-9. PMID: 15635491
V S Kalistratova, G A Zalikin, P G Nisimov, I B Ro manova. [Study of the effect of a food additive Medetopect on metabolic kinetics of transuranic ra-

dionuclides in animal body]. Radiats Biol Radioecol. 1998 Jan-Feb;38(1):35-41. PMID: 9606404

Brigitta Becker, Ulrike Kuhn, Bettina Hardewig-Budny. Double-blind, randomized evaluation of clinical efficacy and tolerability of an apple pectin-chamomile extract in children with unspecific diarrhea. Arzneimittelforschung. 2006;56(6):387-93. PMID: 16889120
GreenMedInfo.com, Apple's Anti-Atherosclerosis Prop erties

Mahbubeh Setorki, Sedighe Asgary, Akram Eidi, Ali Haeri Rohani, Nafiseh Esmaeil. Effects of apple juice on risk factors of lipid profile, inflammation and coagu-lation, endothelial markers and atherosclerotic lesions in high cholesterolemic rabbits. Lipids Health Dis. 2009;8:39. Epub 2009 Oct 5. PMID: 19804641

Maria Conceição de Oliveira, Rosely Sichieri, Anibal Sanchez Moura. Weight loss associated with a daily intake of three apples or three pears among overweight women. Nutrition. 2003 Mar;19(3):253-6. PMID: 12620529

Flaubert Tchantchou, Amy Chan, Lydia Kifle, Daniela Ortiz, Thomas B Shea. Apple juice concentrate pre-vents oxidative damage and impaired maze perfor-mance in aged mice. Ann Clin Psychiatry. 2009 Jul-Sep;21(3):148-61. PMID: 16340085

Apple juice concentrate maintains acetylcholine levels following dietary compromise. J Alzheimers Dis. 2006 Aug;9(3):287-91. PMID: 16914839

Amy Chan, Thomas B Shea. Dietary supplementation with apple juice decreases endogenous amyloid-beta levels in murine brain. Int J Mol Med. 2010 Oct;26(4): 447-55. PMID: 19158432

Naoto Yoshino, Kohtaro Fujihashi, Yukari Hagiwara, Hiroyuki Kanno, Kiyomi Takahashi, Ryoki Kobayashi, Noriyuki Inaba, Masatoshi Noda, Shigehiro Sato . Co-administration of cholera toxin and apple polyphenol extract as a novel and safe mucosal adjuvant strategy. Vaccine. 2009 Jul 30;27(35):4808-17. Epub 2009 Jun 17. PMID: 19539583

GreenMedInfo.com, Apples and Bowel Inflammation

F Geoghegan, R W K Wong, A B M Rabie. Inhibitory effect of quercetin on periodontal pathogens in vitro. Phytother Res. 2009 Dec 2. Epub 2009 Dec 2. PMID: 19957242

Hiroaki Inaba, Motoyuki Tagashira, Tomomasa Kanda, Takashi Ohno, Shinji Kawai, Atsuo Amano. Apple- and hop-polyphenols protect periodontal ligament cells stimulated with enamel matrix derivative from Porphyromonas gingivalis. J Periodontol. 2005 Dec;76(12): 2223-9. PMID: 16332233

homas Dugé de Bernonville, Sylvain Guyot, Jean-Pierre Paulin, Matthieu Gaucher, Laurent Loufrani, Daniel Henrion, Séverine Derbré, David Guilet, Pascal Richomme, James F Dat, Marie-Noëlle Brisset . Dihydrochalcones: Implication in resistance to oxidative stress and bioactivities against advanced glycation end-products and vasoconstriction. Phytochemistry. 2009 Dec 18. Epub 2009 Dec 18. PMID: 20022617

A Kamimura, T Takahashi. Procyanidin B-2, extracted from apples, promotes hair growth: a laboratory study.

Sci Total Environ. 2010 Feb 13. Epub 2010 Feb 13. PMID: 11841365

F S Fluer, D D Men'shikov, E B Lazareva, V Ia Prokhorov, A V Vesnin. [Influence of various pectins on production of staphylococcal enterotoxins types A and B]. Zh Mikrobiol Epidemiol Immunobiol. 2007 Nov-Dec(6):11-6. PMID: 18277535

R H Green, D W Woolley. INHIBITION BY CERTAIN POLYSACCHARIDES OF HEMAGGLUTINATION AND OF MULTIPLICATION OF INFLUENZA VIRUS. J Exp Med. 1947 Jun 30;86(1):55-64. PMID: 19871655

Australian Chronic Disease Prevention Alliance, The Economic Case for Physical Activity and Nutrition in the Prevention of Chronic Disease. January 2004
Australian Institute of Health and Welfare. (2002) Aus tralia's Health 2002. Australian Institute of Health and Welfare. Canberra

Mathers C, Vos T, Stevenson C. (1999) The Burden of Disease and Injury In Australia. Summary Report. Australian Institute of Health and Welfare. Canberra

Mathers C, Vos T, Stevenson
C and Begg SJ. (2001) The
urden of Disease and Injury In Australia Bulletin of the
orld Health Organisation 79 (11) 1076-1084.

Australian Institute of Health and Welfare.(2003). Health Expenditure Australia 2001-02. Australian Institute of Health and Welfare. (Health and Welfare Expenditure Series; No 17) Canberra

Marks GC, Pang G, Coyne T, Picton P. (2001). Cancer costs in Australia – the potential impact of dietary change. Australian Food and Nutrition Monitoring Unit, Commonwealth Department of Health and Aged Care, Canberra

Boyer J Liu, RH (2004) Apple phytochemicals and their health benefits, Nutrition Journal 3:5

Langseth L (1995) Oxidants, antioxidants and disease prevention, International Life Sciences Institute, Europe.

Ames B, Shigenaga M, Hagen T (1993) : Oxidants, an tioxidants, and the degenerative diseases of aging. Proc Natl Acad Sci 90:7915-7922.

Ames, B. N., Gold, L. S. & Willet, W. C. (1995) The causes and prevention of cancer. Proc. Natl. Acad. Sci. USA. 92: 5258-5265

Diaz, M. N., Frei, B. & Keaney,
J. F. Jr. (1997) Antioxidants and atherosclerotic heart disease. New Eng. J. Med. 337: 408-416.

Christen, Y. (2000) Oxidative stress and Alzheimer disease. Am. J. Clin. Nutr. 71: 621S-629S.

Lang, A. E. & Lozano, A. M. (1998) Parkinson's dis ease. First of two parts. N. Eng. J. Med. 339: 111-114.

Liu RH (2004) Potential Synergy of Phytochemicals in Cancer Prevention: Mechanism of Action, Supplement to Journal of Nutrition, 3479S-3485S

Awika, J. M., Rooney, L. W., Wu, X., Prior, R. L., and Cisneros- Zevallos, L. (2003) Screening methods to measure antioxidant activity of sorghum (Sorghum bicolor) and sorghum products. J. Agric. Food Chem.,

51:6657- 6662.

U.S. Department of Agriculture Agricultural Research Service (2007) Oxygen Radical Absorbance Capacity (ORAC) of Selected Foods.

Eberhardt MV et al (2000) Anti oxidant activity of fresh apples. Nature, 405, Brief Communications.
Sun J, Chu Y, Wu X, Liu RH: Antioxidant and antiprolif erative activities of common fruits.

J Agric Food Chem 2002, 50:7449-7454. Feskanich D, Ziegler R, Michaud D, Giovannucci E, Speizer F, Willett W, Colditz G: (2000) Prospective study of fruit and veg- etable consumption and risk of lung cancer among men and women. J Natl Cancer Inst , 92:1812-1823 .

Le Marchand L, Murphy S, Hankin J, Wilkens L, Kolonel L. (2000) Intake of flavonoids and lung cancer. J Natl Canc Inst 92:154- 160.
Hollman P, Arts I (2000) Flavonols, flavones, and fla vanols-nature, occurrence and dietary burden. J Sci Food Agri 80:1081-1093. Knekt P, Jarvinen R, Seppa- nen R, Heliovaara M, Teppo L, Pukkala E, Aromaa A (1997): Dietary flavonoids and the risk of lung cancer and other malignant neoplasms. Am J Epidemiol, 146:223-230.

Arts I, Hollman P, Mesquita H, Feskens E, Kromhout D (2001): Dietary catechins and epithelial cancer inci- dence: the Zutphen Elderly Study. Int J Cancer, 92:298- 302.

Gallus S et al (2005): Does and apple a day keep the oncologist away? Annals of Oncology 16: 1841-1844 Sesso H, Gaziano JM, Liu S, Buring J (2003):

Flavonoid intake and risk of cardiovascular disease in women. Am J Clin Nutr, 77:1400-1408.

Knekt P, Jarvinen R, Hakkinen R, Reunanen A, Maatela J (1996): Flavonoid intake and coronary mortality in Finland: a cohort study. BMJ, 312:478-481.

Knekt P, Isotupa S, Rissanen H, Heliovaara M, Jarvinen R, Hakkinen R, Aromaa A, Reunanen A (2000): Quercetin intake and the incidence of cerebrovascular disease. Eur J Clin Nutr, 54:415- 417.

Arts I, D. J, Harnack L, Gross M, Folsom A (2001): Dietary catechins in relation to coronary heart disease among postmenopausal women. Epidemiology, 12:668-675. Hertog M, Feskens E, Hollman P, Katan M, Kromhout D (1993): Dietary antioxidant flavonols and risk of coronary heart disease: the Zutphen Elderly Study. Lancet, 342:1007-1111.

Mink PJ et al (2007): Flavonoid intake and cardiovascu lar disease mortality: a prospective study in post-menopausal women American Journal of Clinical Nutrition, Vol. 85, No. 3, 895-909

Woods R, Walters H, Raven J, Wolfe R, Ireland P, Thien F, Abramson M (2003): Food and nutrient intakes and asthma risk in young adults. Am J Clin Nutr, 78:414-421.

Shaheen S, Sterne J, Thompson R, Songhurst C, Mar getts B, Buerney P (2001): Dietary antioxidants and asthma in adults- population based case-control study. Am J Respir Crit Care Med, 164:1823-1828.

Knekt P, Kumpulainen J, Jarvinen R, Rissanen H, He liovaara M, Reunanen A, Hakulinen T, Aromaa A (2002): Flavonoid intake and risk of chronic diseases. Am J Clin Nutr, 76:560-568.

Tabak C, Arts I, Smit H, Heederik D, Kromhout D (2001): Chronic obstructive pulmonary disease and intake of catechins, flavonols, and flavones. Am J Respir Crit Care Med, 164:61-64.

Butland B, Fehily A, Elwood P (2000): Diet, lung func tion, and lung decline in a cohort of 2512 middle aged men. Thorax, 55:102-108.

Willers SM et al (2007):
Maternal food consumption during pregnancy and asthma, respiratory and atopic symptoms in 5-year-old children Published Online First: 27 March 2007. doi: 10.1136/thx.2006.074187 Thorax;62:773-779

Song Y et al (2005): Associations of dietary flavonoids with risk of Type 2 Diabetes, and markers of Insulin Resistance and Systemic Inflammation in Women: A Prospective Study and Cross Sectional Analysis Journal American College of Nutrition, 24 (5), 376-384.

de Oliviera M, Sichieri R, Moura A(2003): Weight loss associated with a daily intake of three apples or three pears among overweight women. Nutr, 19:253-256.

Liu RH, Eberhardt M, Lee C (2001): Antioxidant and antiproliferative activities of selected New York apple cultivars. New York Fruit Quarterly, 9:15-17.

Wolfe K, Wu X, Liu RH (2003): Antioxidant activity of apple peels. J Agric Food Chem, 51:609-614.

He, XJ and Liu RH (2007): Triterpenoids Isolated from Apple Peels Have Potent Antiproliferative Activity and May Be Partially   Responsible for Apple's Anticancer Activity J. Agric. Food Chem, 55, 4366-4370

Yoon H and Liu RH (2007) Effect of Selected Phyto chemicals and Apple Extracts on NF-B Activation in Human Breast Cancer MCF-7 Cells J. Agric. Food Chem., 55 (8), 3167 –3173

David PA, et al (2006): Effect of Apple Extracts on NF-B Activation in Human Umbilical Vein Endothelial Cells Experimental Biology and Medicine 231:594- 598

Mayer B, Schumacher M, Branstatter H, Wagner F, Hermetter A (2001): High- throughput flourescence screening of antioxidative capacity in human serum. Analyt Biochem, 297:144- 153.

Pearson D, Tan C, German B, Davis P, Gershwin M (1999): Apple juice inhibits low density lipoprotein oxidation. Life Sci, 64:1919-1920.

Aprikian O, Levrat-Verny M, Besson C, Busserolles J, Remesy C, Demigne C (2001): Apple favourably affects parameters of cholesterol metabolism and of anti-oxidative protection in cholesterol fed rats. Food Chem, 75:445-452.

Leontowicz H, Gorinstein S, Lojek A, Leontowicz M, Ciz M, Soliva- Fortuny R, Park Y, Jung S, Trakhtenberg S, Martin-Belloso O (2002): Comparative content of some bioactive compounds
in apples, peaches, and pears and their influence on lipids and antioxidant capacity in rats. J Nutr Biochem, 13:603-610.

Napolitano A et al (2004) Influence of variety and stor age on the polyphenol composition of apple flesh. Journal of Agricultural and Food Chemistry 52 (21) : 6526- 6531

Leja M et al (2003) Antioxidant properties of two apple cultivars during long-term storage. Food Chemistry 80 (3) : 303-307

Zhang X et al. Cruciferous vegetable consumption is associated with a reduced risk of total and cardiovascu-lar disease mortality. Am J Clin Nutr 2001;94:240-6
Hung HC, et al. Fruit and vegetable intake and risk of major chronic disease. J Natl Cancer Inst 2004;96:1577-84

Josipura KJ et al. The effect of fruit and vegetable in take in relation to risk of ischemic stroke. JAMA 1999;282:1233-9.

Joshipura KJ, et al. The effect of fruit and vegetable intake on risk for coronary heart disease. Ann Intern Med 2001;134:1106-14.

Xue M, et al. Activation of NF-E2-related factor-2 re verses biochemical dysfunction of endothelial cells in-duced by hyperglycemia linked to vascular disease. Diabetes 2008;57:2809-17

Zakkar M, et al. Activation of Nrf2 in endothelial cells protects arteries from exhibiting a proinflammatory state. Arterioscler Thromb Vasc Biol 2009;29:1581-7

Youn HS, et al. Sulforaphane suppresses oligomeriza tion of TLR4 in a thiol-dependent manner. J Immunol 2010;184:411-9.

Vivekananthan DP et al. Use of antioxidant vitamins for the prevention of cardiovascular disease: meta-analysis of randomized trials. Lancet 2003;361:2017-23.

Sesso HD, et al. Vitamins E and C in the prevention of cardiovascular disease in men: the Physicians' Health Study II randomized controlled trial. JAMA 2008;300:2123-33.

Jacobs DR, et al. Food Synergy: an operational con cept for understanding nutrition. Am J Clin Nutr 2009;89:1543S-48S

Ruxton CH, et al. Can pure fruit and vegetable juices protect against cancer and cardiovascular disease too? A review of the evidence. Int J Food Sci Nutr 2006;57:249-272.

Ruiz-Rodriguez A, et al. Effect of domestic processing on bioactive compounds. Phytochemistry Rev 2008;7:345-384

Danesi F, et al. Effect of home freezing and Italian style of cooking on antioxidant activity of edible vegetables. J Food Sci 2008;73:H109-12

I am the Apple